NE VOUS TROMPEZ PLUS SUR LEURS INTENTIONS

Les sciences cognitives au service de vos relations

Eric Goulard

Disponible en anglais sous le titre

Body Language Secrets Revealed
How Cognitive Science Can Help You
Shape Your Interactions

ISBN: 1490943463

ISBN-13: 978-1490943466

Illustrations Fotolia et iStockphoto

Pour mes partenaires et mes clients qui me font confiance tous les jours.

TABLE DES MATIÈRES

REMERCIEMENTS

Je remercie tout spécialement mes partenaires qui me permettent de continuer d'apprendre de nombreuses choses tous les jours, et plus particulièrement David B. Givens, Joe Navarro, David Matsumoto, ainsi que Craig James Baxter pour relecture de ce livre et la rédaction de la préface.

J'adresse aussi un grand merci à Julia Montegnies pour la relecture de cet ouvrage.

PRÉFACE

Ne vous trompez plus sur leurs intentions, d'Eric Goulard, vous donnera un excellent aperçu du monde fascinant des comportements humains.

Ne vous trompez plus sur leurs intentions regorge d'informations si stimulantes sur le langage du corps qu'il va littéralement vous captiver et vous donner envie d'en apprendre encore davantage. La grandeur de ce livre est telle qu'une fois arrivé à la fin, vous serez impatient d'appliquer vos nouvelles connaissances avec vos amis, votre famille et toutes les personnes que vous rencontrerez !

Eric Goulard va vous guider dans votre quête pour devenir efficace dans la lecture des gestes, des expressions, des postures et des comportements dont vous êtes témoin tous les jours, et vous révéler les significations cachées de ces actions comportementales. En plus de cela, Eric Goulard va vous apprendre à utiliser les bons gestes et les bonnes attitudes, tout en vous aidant à éviter les erreurs et les idées fausses dans l'étude des comportements.

Non seulement vous étudierez le langage traditionnel "non verbal" du corps dans ce livre, mais Eric Goulard vous apprendra également à identifier la façon dont les messages sont transmis, en tenant compte de la vitesse, du ton, de la hauteur, de la durée et du rythme avec lesquels les mots sont prononcés par votre interlocuteur. Vous pourriez être très surpris d'apprendre que la communication paralinguistique joue un rôle essentiel dans les interactions quotidiennes.

Eric Goulard conduit l'étude des comportements dans le XXIe siècle avec un regard rafraîchissant sur notre merveilleuse espèce. Je sais que vous êtes impatient d'en savoir plus, c'est pourquoi je vous invite à tourner la page et à vous laisser convaincre par tout ce que vous lirez !

Craig James Baxter

Auteur du Best-seller #1 international *"Behind The Mask: What Michael Jackson's Body Language Told The World"* et *"Unmasked: A Revealing Look At The Fascinating World Of Body Language"*

INTRODUCTION

Il a fallu du temps pour apprendre ce que vous savez aujourd'hui. Vos relations aux autres n'ont pas toujours été simples.

À l'école maternelle, vous avez appris qu'il fallait partager, sinon votre voisin hurlait très fort dans vos oreilles en pleurant. Il vous a peut-être aussi donné des coups de pieds !

Vous avez aussi appris qu'offrir un joli bouquet de fleurs à votre amoureuse de 5 ans lui faisait très plaisir, mais cela rendait sa mère furieuse en voyant son jardin amputé de ses plus belles fleurs. Adolescent, vous avez expérimenté les rivalités des autres prétendants. Adultes, vous connaissez des situations similaires, y compris les jalousies, hypocrisies, tromperies, fourberies et toutes les autres caractéristiques des relations humaines. Cet apprentissage progressif forge la richesse de notre personnalité. Cela nous rend uniques. Heureusement, nous ne serons jamais des clones !

Petit à petit, nous avons intégré ces connaissances de la vie et des relations aux autres. Nous avons développé des automatismes. Nous sommes tous capables d'identifier des situations à risque et de les différencier d'autres situations plus agréables. Pour la plupart d'entre nous, ces connaissances sont empiriques, car étroitement liées à nos expériences personnelles.

Cependant, la science évolue tous les jours. Les sciences cognitives apportent des connaissances précises quant au fonctionnement du cerveau humain. Les centaines d'études réalisées chaque année et l'apport incontestable de l'imagerie cérébrale dressent un constat sans équivoque : nous subissons notre cerveau ! Nous ne le contrôlons pas, contrairement à ce que certains pensent. Non, nous subissons ses défauts, dont certains sont directement liés à notre lointain passé tout droit issu de la longue chaîne de l'évolution.

Avant d'être des hommes, nous sommes des mammifères. Bien sûr, nous agissons selon notre volonté, en fonction des actes que nous souhaitons réaliser. Mais le plus important est que nous réagissons, très souvent inconsciemment et involontairement ! Ces réflexes sont inévitables et incontrôlables. Voilà l'une des plus importantes découvertes de ces 60 dernières années !

L'Homme subit ses émotions et il ne peut les cacher.

Cela a été démontré par les sciences comportementales. Psychologues, anthropologues, ethnologues, sociologues et neurologues sont d'accord pour affirmer que notre comportement nous trahit !

Ainsi sont nées diverses méthodes pour essayer de comprendre et d'expliquer les actions et les réactions des uns et des autres.

Beaucoup de choses ont été écrites sur le sujet, dont parfois d'énormes bêtises. Les livres en développement personnel ont fait la fortune de certains qui n'ont eu aucun scrupule à écrire parfois n'importe quoi. C'est dommage, car cela a contribué à discréditer les recherches scientifiques sérieuses et les livres écrits par de vrais spécialistes.

J'ai eu la chance de pouvoir lire de très nombreux livres sur le sujet depuis le début des années 1990. J'ai vu des théories présentées comme sérieuses, fondre comme neige au soleil; des renversements de positions et des réorientations d'opinions. Pour certains auteurs et théoriciens, les moindres grattages, frottements, manipulations ou gestes avaient une signification.

Les études actuelles ont démontré que cela ne peut être aussi précis. Il est impossible et absurde d'essayer de tout interpréter.

Pour être correcte, une analyse doit replacer les gestes et les actions dans l'environnement et dans l'ensemble de la relation.

C'est beaucoup plus complexe que d'attribuer une signification précise à un geste unique. De même qu'il est tout aussi idiot d'essayer de ranger les gens dans des cases d'une grille de décodage.

Nous sommes tous différents et il est nécessaire de prendre un minimum de temps et de précautions pour établir une analyse sérieuse et fiable.

C'est l'une des raisons principales pour lesquelles j'ai écrit le livre « Comment détecter les mensonges ». Il était temps de faire un point sur les connaissances scientifiques actuelles et d'apporter une méthode opérationnelle et réaliste.

Ce nouveau livre vous aidera à aller plus loin dans l'analyse de vos interlocuteurs. Vous y trouverez de nouvelles clés de décodage et des consignes pour vous aider à mieux communiquer. En plus d'être capable d'analyser finement les comportements des autres, vous saurez quelles attitudes adopter pour mieux communiquer. Il peut aussi être lu comme un complément intéressant au précédent, si vous êtes dans une démarche d'identification des mensonges.

J'insiste une nouvelle fois sur l'importance d'être prudent et méthodique, afin d’éviter toute mauvaise interprétation et erreur d'analyse.

Bonne lecture !

ÉCOUTER A 360° : LA COMBINAISON IDÉALE POUR TOUT CAPTER !

Vous pouvez mesurer les variations comportementales à partir de l'écoute à 360°, sur base des indicateurs verbaux et non verbaux.

Plutôt que de parler d'écoute et d'observation, nous allons parler d'écoute approfondie, que nous nommerons « Écoute à 360° ».

L'écoute est définie par le dictionnaire Larousse comme une attention prêtée à quelqu'un pour l'entendre et le comprendre. On est donc dans le domaine du verbal. L'objectif étant de recueillir des informations et de les partager avec l'autre en vue d'échanger ou d'agir.

Peu de gens savent écouter efficacement. En réalité,

ils entendent, mais écoutent peu. Très souvent, ils communiquent sur base de sentiments ou d'informations incertaines et incomplètes. Les interprétations sont mauvaises ou les informations sont fausses, parfois les deux.

Vous avez peut-être déjà entendu parler d'écoute active. Ce concept a été développé à partir des recherches menées par le psychologue Carl Rogers. L'écoute active est essentiellement axée sur le verbal. La personne est invitée à s'exprimer ouvertement et à répondre à des questions posées par l'analyste, qui à son tour s'interdit de juger. Un système de questions doit permettre d'obtenir des réponses approfondies. L'analyste écoute tout ce que la personne a à dire.

Écouter à 360°, c'est être capable d'observer attentivement l'ensemble des éléments entrant dans une communication. L'écoute porte sur le verbal, c'est-à-dire ce que la personne a envie de dire et ce qu'elle ne dit pas. Ceci inclut les lapsus et les autres défauts de langage qui peuvent trahir une pensée différente des mots prononcés.

L'écoute à 360° s'intéresse aussi à ce qu'elle exprime intentionnellement et ce qu'elle n'a pas envie d'exprimer, mais qui est trahi par son comportement et sa voix. La relation est replacée dans son environnement, en tenant compte du contexte.

L'analyse est plus complète tout en étant menée avec beaucoup de précautions.

ECOUTE A 360°

DECODER LES COMPORTEMENTS EN RELATION AVEC LE VERBAL

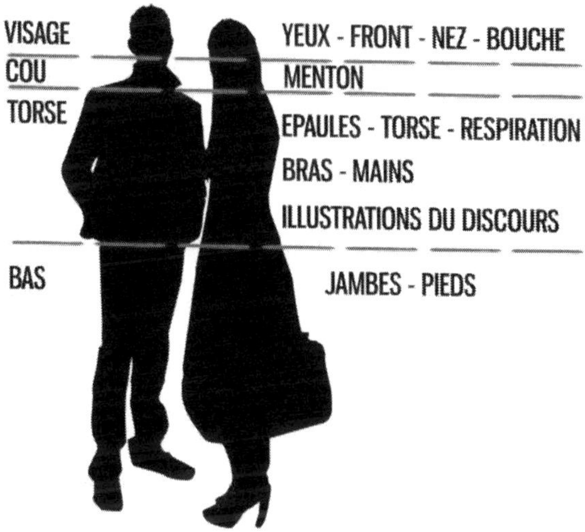

ANALYSE DE LA COORDINATION AVEC LE DISCOURS

+

VARIATIONS COMPORTEMENTALES

Vous allez apprendre à décoder les gestes de votre interlocuteur, en commençant par les mouvements du torse et du ventre. Nous parlerons ensuite des membres inférieurs et supérieurs, nous terminerons par la tête. Enfin, nous mettrons ces informations en relation avec le verbal.

Cette analyse méthodique de la logique de communication de votre interlocuteur doit permettre de collecter autant d'informations que possible sur son état d'esprit et sur son mode de fonctionnement.

Connaissant les attitudes à éviter et celles qu'il convient d'adopter en fonction de la situation, vous pourrez améliorer votre communication et la perception que les autres auront de vous.

Ceci est la base essentielle pour optimiser votre stratégie de communication.

COMMENT COMMENCER UNE ANALYSE ?

« Comprendre le monde pour un homme, c'est le réduire à l'humain. », Albert Camus

Quel est son comportement de référence ?

La première étape consistera toujours à établir le comportement de référence, c'est-à-dire connaître le comportement général de la personne lorsque tout va bien pour elle. L'objectif est de lister les habitudes de communication de votre interlocuteur. Vous saurez comment il communique en temps normal lorsqu'il n'est pas stressé ou tendu.

C'est la base de toute analyse. Il faut toujours partir d'une situation de référence pour être en mesure d'observer des variations à partir de celle-ci.

Une analyse réalisée sans passer par cette étape risquerait d'être faussée par les préjugés. Les préjugés nous empêchent de voir la réalité telle qu'elle est vraiment. Personne n'est à l'abri d'une mauvaise interprétation et donc d'une analyse faussée. Le risque est grand, il faut donc le limiter au maximum !

Pour connaître le **comportement de référence [CR]**, il faut replacer la personne dans le contexte de la communication et dans son environnement.

Il faut aussi tenir compte du fait que chaque individu subit l'action de son système de défense (cerveau limbique). Nous vivons tous et tout le temps sous l'action des émotions ressenties. Cela a pour conséquence de modifier nos actions et nos réactions en fonction des variations des situations.

Les **émotions [E]** sont donc à considérer comme une variable. Les émotions pouvant être positives ou négatives, la variable change en fonction de l'humeur de la personne.

Notre cerveau limbique recherche avant tout le confort, et il déteste l'inconfort. Nous produisons inconsciemment des gestes ayant pour objectif de retrouver le confort perdu. Les gestes de réconfort peuvent être très nombreux. La deuxième variable est donc : le **confort [C]**.

Enfin, notre instinct nous pousse à défendre notre **territoire [T]**, ce qui en fait la 3ème variable.

Ainsi, nous pouvons dire que le comportement de référence répond à la formule suivante :

Formule d'analyse du comportement de référence
CR = [E+] + [C] + [T]

Pour repérer les variations comportementales et identifier les pertes de confiance, il faut que la personne soit à l'aise.

Si votre interlocuteur est détendu et qu'il ressent des **émotions positives [E+]**, cela est visible sur son visage et dans ses gestes. Les muscles du visage sont décontractés, ses gestes sont souples et tout son corps montre un bien-être. Il est alors dans une situation dit de confort. Vous pouvez identifier ses habitudes de communication, dans le territoire qu'il délimite, par la largeur de ses gestes. Si vous avez le temps, vous pouvez pousser à plus tard l'analyse du territoire, mais toujours lorsque l'interlocuteur est parfaitement à l'aise.

L'apparition d'émotions négatives crée des tensions visibles sur la peau, sur les muscles et dans la posture. Ces émotions négatives entraînent une perte de confort, et donc l'apparition des gestes de réconfort. Des autocontacts sont produits sur le corps et la personne interagit avec son environnement immédiat. Elle modifie son territoire proche et réalise un certain nombre d'actions volontairement et involontairement.

VOS NOTES

CES GESTES QUI TRAHISSENT NOS PENSÉES ET NOS ÉMOTIONS

La première question à se poser lorsqu'on étudie les gestes d'une personne est :

« Pourquoi agit-elle ainsi ? »

Soit son attitude est calculée et réfléchie, soit elle est spontanée. Les mouvements du corps peuvent être préparés et intégrés dans une communication réfléchie, ils servent à appuyer le verbal. Ils peuvent aussi être inconscients et la personne ne cherche pas à les maîtriser.

LE BUSTE ET LE VENTRE

Les épaules de votre interlocuteur peuvent trahir sa pensée. Le buste regroupe tous les organes vitaux, dont le cœur, le foie, les poumons, jusqu'aux organes génitaux. En cas de danger, le système limbique fait tout pour protéger en priorité cette zone très vulnérable.

Le besoin de se protéger est très rapide. Il suffit d'une fraction de seconde pour que notre système de défense réagisse. Cette réaction ancestrale existe aussi chez les primates, notamment chez les babouins. Les mouvements des épaules sont contrôlés par une zone cérébrale plus ancienne que celle qui contrôle le langage. Ils constituent des indicateurs plus fiables que le langage quant à l'état émotionnel de la personne. (Givens, 2010)

Les haussements d'épaules positifs

Dans une conversation, il est normal de hausser les épaules, au même titre que de bouger d'autres membres ou la tête. Un haussement d'épaules est un geste qui peut apparaître dans une communication positive et sincère. Il fait partie des codes de communication des humains. Dans ce cas, les deux épaules se lèvent en même temps.

Une réaction d'inconfort

Si, par contre, votre interlocuteur ressent un inconfort,

le geste ne sera pas le même. Il y a de fortes chances pour que **le mouvement d'épaules se produise d'un seul côté.** Dans ce cas, le geste est souvent moins élevé et plus rapide. **Il s'agit d'un réflexe d'orientation.**

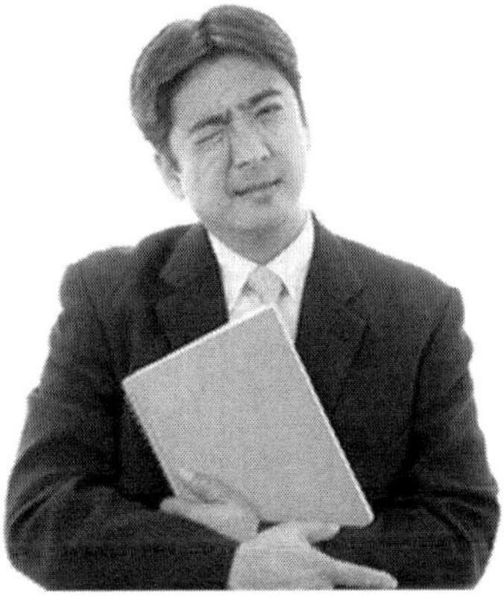

Il ressent peut-être un manque de confiance en ce qu'il vient de dire ou par rapport à ce qu'il ressent. Il voit peut-être quelque chose qui le dérange ou il a entendu un élément verbal qui l'a perturbé.

Si, quand votre interlocuteur répond à une question ou entend une information qui crée un inconfort, vous remarquez qu'une seule épaule est en mouvement, vous pouvez vous demander pourquoi son cerveau limbique a ordonné ce réflexe.

Un réflexe d'orientation est en lien très étroit avec une réaction de fuite.

Nous avons tous tendance à nous tourner pour éviter qu'un danger atteigne notre ventre ou notre buste. Il y a 500.000 ans, l'Homme aurait fui face à une menace. Aujourd'hui, dans les bureaux modernes ou dans votre salon avec des amis, un mouvement d'épaules, même subtil, vous renseigne sur l'inconfort ressenti par votre interlocuteur.

Mes amis sont des girouettes

Si vous remarquez un mouvement d'épaule qui consiste à se tourner lorsque vous arrivez, même très légèrement, cela signifie peut-être que la personne n'a pas envie de vous voir. Ce réflexe d'orientation trahit son envie de fuir.

Dans le cas contraire, si vous observez un mouvement du corps qui place l'interlocuteur dans votre axe, cela peut indiquer l'inverse. S'il est bien avec vous, il ressent des émotions positives. Il est en confiance et tout son corps l'exprime. Il vous « présente » son torse et son ventre sans s'en rendre compte.

Ils sont souples

Dans le cadre des relations amoureuses, ou simplement avec des amis, il est normal que notre corps montre une certaine souplesse. Étant dans une relation de confiance avec l'autre, notre corps est souple, la tête et les épaules sont plus en mouvement que dans une relation de méfiance.

ASTUCE

Vous avez demandé une augmentation à votre patron. Sa réponse négative est accompagnée d'un haussement d'épaules unilatéral. Cela signifie qu'une possibilité de négocier est envisageable. Ne soyez donc pas trop vite déçus en entendant ses paroles. Il est possible que ses épaules parlent pour lui.

S'il vous dit « NON » et qu'il pense « peut-être », le réflexe d'orientation pourra vous indiquer qu'il n'est pas sûr de lui. Fort de cette information, vous pourrez modifier votre communication pour qu'au final il vous dise « OUI ».

Psychologiquement, le fait de percevoir une possibilité de négocier (« peut-être » peut devenir « OUI ») modifiera inconsciemment votre comportement. Vous transmettrez plus d'émotions positives, ce qui peut être un atout dans le cadre d'une négociation. Souvenez-vous que négocier, c'est avant tout essayer de gérer une relation humaine à votre avantage.

À l'inverse, si votre chef vous dit « NON », de façon affirmée en conservant le buste, et donc les épaules, dans votre axe, cela signifie qu'il est confiant dans sa décision. Si ses épaules ne bougent pas, il ne ressent pas le besoin de fuir. Sur le plan limbique, cela signifie qu'il est plutôt dans une position d'attaque. Vous pouvez essayer de négocier, mais visiblement il a des atouts. C'est mauvais signe !

Bien sûr, le mouvement d'épaules peut être accompagné d'une pression des lèvres, d'un regard détourné, etc. Une tension sera visible notamment par l'apparition d'autocontacts.

Il fait la « tortue »

La position de la tortue est aussi une indication que votre interlocuteur ressent un inconfort.

Il enfonce sa tête dans ses épaules, comme le ferait une tortue pour entrer dans sa carapace. Il a envie de se cacher.

Cette position est souvent associée à une émotion ressentie de peur ou de honte. Il n'est pas rare de voir des personnes s'enfoncer dans leur siège en réunion, tout leur corps semble plus petit. S'ils le pouvaient, ils glisseraient sous la table. Avant que le corps commence à s'enfoncer, la tête est entrée la première dans les épaules.

D'autres manières de protéger les organes sensibles

Un inconfort ressenti provoque des gestes de réconfort. Les autocontacts se produisent sur d'autres parties du corps, dont les bras ou le visage. En situation d'inconfort, nous avons tendance à croiser les bras ou à produire de multiples croisements qui ont pour but de placer les bras et les mains devant le corps.

Il s'agit de créer une barrière pour protéger le buste.

En plus des bras et des mains, **nous utilisons aussi des objets pour créer des barrières artificielles**. Il peut s'agir d'un sac, de documents, d’un ordinateur portable, etc. Tous les objets sont bons lorsqu'il s'agit de prendre une distance vis-à-vis des autres. J'ai souvent eu l'occasion de voir des personnes en réunion retirer leurs lunettes et les placer devant eux au moment où un sujet dérangeant pour eux est abordé. Ceci est un exemple parmi d'autres.

Les bras peuvent se croiser quand nous ressentons une émotion négative à la vue de quelque chose qui nous déplaît.

ASTUCE

Si votre chef croise systématiquement les bras lorsque vous arrivez dans son bureau, ce n'est pas bon signe. Pourquoi ressent-il une émotion négative ? Il ne vous aime pas ? C'est possible... ou alors d'autres raisons expliquent ce geste. Néanmoins, il n'est pas à l'aise avec vous. Si votre femme ou votre mari croise soudainement les bras lorsque vous arrivez, vous pouvez vous poser des questions. Que se passe-t-il ? A-t-il, ou a-t-elle, quelque chose à cacher ? Peut-être que vous le / la, dégoûtez... L'émotion de dégoût étant une émotion négative, il est possible que cela soit le cas.
Il n'y a pas de certitude, il faut mettre cette information en relation avec d'autres indicateurs.

Petites fuites, raideurs et tremblements

La zone de communication intime, définie par Edward Hall, permet d'accepter d'autres individus dans notre bulle à des distances très proches. Cette zone varie entre 15 et 45 centimètres dans les pays occidentaux. (Hall, 1966) Vous pourrez vérifier l'intensité de la relation avec votre interlocuteur si celui-ci vous accepte dans sa zone intime.

Le système limbique autorise des communications rapprochées avec les gens que l'on apprécie et en qui on a confiance.

Dans le cadre de relations amoureuses, si votre partenaire accepte que vous vous trouviez en face de lui, ou d'elle, à une distance aussi proche, cela signifie que la négociation est en bonne voie. Attention à toujours bien vérifier que l'axe de votre buste, défini par la position des épaules, soit bien en face de l'autre personne. Pour tester ses réactions sans la froisser, il suffit de se pencher vers elle en souriant (le sourire est un indicateur d'émotions positives). Un recul ou un mouvement réflexe d'une épaule vous indiqueront qu'il est trop tôt et que la négociation risque d'être difficile.

Une réaction de fuite peut pousser le buste vers l'arrière. Vous êtes en pleine conversation avec votre ami et vous observez un mouvement de recul soudain, alors que vous venez de lui demander de faire du baby-sitting. Posez-vous la question **« pourquoi a-t-il eu ce mouvement vers l'arrière ? »**

Il est possible qu'il ait mal au dos ou qu'il ait envie de se déplacer sur sa chaise, mais pourquoi justement à ce moment-là ? Ce mouvement est un indicateur comportemental, une variation apparue à un moment donné de la conversation. Elle doit être mise en relation avec d'autres indicateurs.

Quand une personne est détendue et qu'elle est dans

une situation de confort, ses muscles sont décontractés. Les gestes sont souples et fluides. Cependant, certaines personnes présentent des tremblements même lorsqu'elles sont à l'aise. Cela doit être déterminé au moment d'établir le comportement de référence, ainsi que toute autre particularité telle que des épaules voûtées ou une posture rigide.

La peur provoque un stress, le système nerveux sympathique s'active. Le système parasympathique prend le relais pour rétablir l'équilibre mis en danger par le système nerveux sympathique. Il permet au corps de retrouver le calme. Des tremblements peuvent apparaître lorsque les muscles se relâchent. Ils s'estompent progressivement jusqu'à disparaître quand l'équilibre revient.

Un stress ou une tension a tendance à raidir le corps et à le priver d'une certaine agilité. Cela est aussi perceptible au niveau des bras ou des jambes. Les tensions sont aussi visibles sur le visage et au niveau du cou.

Le système nerveux sympathique provoque une accélération de la respiration, ce qui indique un stress ou une anxiété. Par contre, une respiration longue et ralentie peut indiquer que votre interlocuteur essaie de se calmer.

De nouveau, la question à se poser est : POURQUOI ?

ASTUCE

Respecter les zones de communication

Ce n'est pas agréable de se trouver dans un endroit trop petit avec un inconnu. Nous avons tous vécu des moments qui nous semblaient très longs alors que nous étions simplement dans un ascenseur avec une personne que l'on n'a jamais rencontrée avant.

Pour mettre quelqu'un en confiance, il est préférable de lui permettre d'avoir suffisamment de place devant lui et à côté de lui. Veillez à ne pas lui imposer votre présence à une distance trop rapprochée.

Le buste et le ventre, en résumé

Indicateurs de confort

— Mouvement du buste vers l'avant : il est en confiance, il a envie.

Indicateurs d'inconfort

— Mouvement du buste vers l'arrière : réaction de retrait ou de fuite. L'interlocuteur n'a pas envie ou a ressenti une peur.

— Épaules : le réflexe d'orientation est une réaction limbique de fuite.

— Les bras et les mains : les gestes barrières indiquent un besoin de protection.

LES JAMBES ET PIEDS

Les grands oubliés de la communication

Les jambes assurent la mobilité du corps. Courir permet de fuir, frapper permet d'attaquer. Cela peut paraître simpliste, mais c'est pourtant fondamental.

Dans nos sociétés modernes, comme dans la nature il y a bien longtemps, notre système de défense ordonne au corps de fuir ou d'attaquer lorsque nous sommes confrontés à un danger. Les jambes sont les premières concernées. Cela demande l'action de tout le système de mobilité qui inclut les jambes, les pieds et les 10 orteils. La machine est alimentée par le cœur et le système respiratoire, elle est pilotée par le cerveau et tous les sens sont en action.

Les jambes et pieds transmettent des informations non verbales relativement fiables, car peu de personnes pensent à les contrôler, à la différence des bras, des mains, de la tête et du visage.

Cela fait maintenant quelques dizaines d'années que le grand public a entendu parler des sciences cognitives. De plus en plus de gens apprennent à l'école qu'il est important de maîtriser son comportement. Pour beaucoup, cela signifie « qu'il faut sourire, gérer ses mains et surtout ne pas croiser les jambes pendant un entretien de recrutement ! » C'est la réponse la plus courante que j'entends quand j'aborde cette question.

Le grand public a souvent des connaissances très approximatives et peu scientifiques. Ce qui fait des jambes et des pieds les grands oubliés de la communication non verbale.

Sous l'action des émotions positives

Les pieds et les jambes réagissent en fonction des émotions ressenties. Les indications qu'ils fournissent ont l'avantage d'être relativement fiables.

Quand l'émotion ressentie est positive, les pieds se mettent en mouvement. Si la personne se déplace, elle semble plus légère, ses pas sont plus grands et plus rapides que si l'émotion est négative. Deux amoureux peuvent donner l'impression de planer, tellement leurs pas semblent légers, même si chacun pèse 100 kg.

Cependant, les pas peuvent aussi être grands si la personne est en train de fuir. Une émotion de peur ou une envie de fuir pousse l'individu à partir très vite, en faisant de longues enjambées.

Perte de confort

Que fait un pied lorsque le système limbique lui ordonne de fuir ? **Il a tendance à se tourner vers la porte de sortie, à se diriger vers l'extérieur, il quitte l'orientation du groupe.**

Deux personnes assises face à face ont généralement leurs pieds dans l'axe du corps. Si votre interlocuteur tourne ses pieds vers l'extérieur, il y a une rupture de la relation. **Les pieds placés en L indiquent qu'il a envie d'être ailleurs**. Il est temps de mettre fin à la réunion. Cette indication non verbale peut vous renseigner sur les intentions de l'autre.

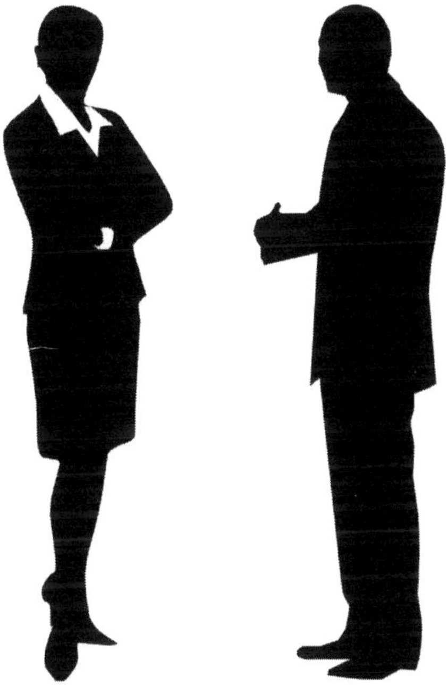

Si l'émotion est négative, la personne ressentira une perte de confort. Par réflexe, elle aura tendance à écarter les jambes et à ancrer les pieds au sol. L'importance de l'écartement est souvent en relation avec l'intensité du stress ressenti.

La position limbique de sécurité nous prépare à fuir ou à attaquer.

ASTUCE

Si votre interlocuteur est assis avec les jambes croisées, en situation de stress il aura tendance à les décroiser pour revenir à une position de sécurité. Le même changement d'attitude peut être observé s'il est debout.

Quand j'entends qu'il ne faut pas croiser les jambes pendant un entretien de recrutement, cela me fait bondir. Si vous voulez montrer que vous êtes à l'aise, je vous invite à croiser les jambes le plus naturellement possible, en veillant à conserver des gestes souples.

En situation de stress, il n'est pas naturel de conserver une position ne permettant pas de fuir ou d'attaquer. Le cerveau limbique ne le permet pas sans action volontaire.

Si vous devez prendre la parole devant un public, vous pouvez vous déplacer en évitant les positions limbiques de sécurité. Déplacez-vous de façon souple, en produisant de temps en temps des croisements de jambes. Il faut que cela semble naturel. Inconsciemment, le public percevra que vous êtes à l'aise.

Les jambes croisées et agitations

Les jambes croisées peuvent aussi donner une indication sur les émotions ressenties.

Si elles sont dans l'axe de la communication, elles indiquent généralement des relations positives. Dans ce cas, elles accompagnent le torse de votre interlocuteur qui est dirigé vers vous.

Si vous remarquez un changement d'attitude, en relation avec ce qui est dit, il est possible que cela soit aussi visible au niveau de la position de ses jambes. La modification est intervenue au moment où il a ressenti des émotions négatives. Dans cette nouvelle position, la jambe est placée hors de l'axe de la communication, en travers, comme si c'était une barrière entre vous et lui. Pas de conclusions hâtives, ceci est à relier avec les autres variations comportementales. Il peut simplement avoir envie de changer de position.

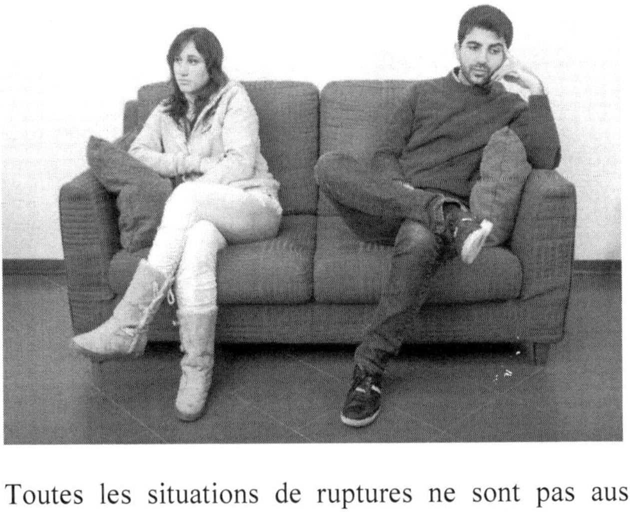

Toutes les situations de ruptures ne sont pas aussi clairement exprimées que celle présentée sur cette photo. On y voit bien l'orientation des jambes de chaque personne marquant une barrière vis-à-vis de l'autre. L'axe de la communication est rompu.

Les pieds peuvent être très agités sous la chaise ou être accrochés aux pieds de celle-ci. Il peut s'agir d'un comportement normal de la personne. Le comportement de référence doit déterminer l'attitude des pieds et des jambes en situation de confort.

Des mouvements peuvent apparaître à la suite d'une perte de confort. Si vous observez une variation de leur intensité, il faut la mettre en relation avec ce qui est dit à ce moment précis. Des stimuli émotionnels peuvent être à l'origine de pieds agités ou accrochés.

La personne en mouvement

Debout, l'inconfort est visible lors des déplacements. Si la personne longe les murs, il est possible que cela témoigne de son envie de rester discrète. Dans ce cas, ses pas sont peu bruyants, voire inaudibles. La taille des pas varie avec son envie d'être présent ou non. Le voleur qui vient de décrocher une toile s'enfuit rapidement en longeant les murs et en faisant de grands pas. La longueur de ses enjambées montre son empressement de quitter le lieu du crime. Il longe les murs pour être le moins visible possible. Regardez vos collègues au bureau quand ils traversent les couloirs. Vous pourriez voir le même comportement.

Quand on ressent des émotions négatives, on a tendance à faire des pas plus petits. La tristesse a tendance à ralentir nos actions. Une personne triste a souvent le dos courbé, la tête penchée et une vitesse de déplacement plus lente. Ses pas sont parfois tellement petits qu'elle semble « marcher à reculons ». Sous le coup de la colère, les pas peuvent être plus grands.

Le coq domine la basse-cour

Qu'en est-il des pieds et des jambes stables en position limbique de sécurité, alors que la personne est debout face à vous, le buste et les pieds sont dans votre direction et aucun geste barrière ne sont présents pour protéger le torse et le ventre ? Si en plus, il bombe le torse comme un coq ou un gorille, cela signifie qu'il est vraiment en confiance !

Placer son torse en avant, c'est l'exposer aux dangers extérieurs. S'il le fait, c'est que son système de défense lui permet, car il ne craint aucun danger.

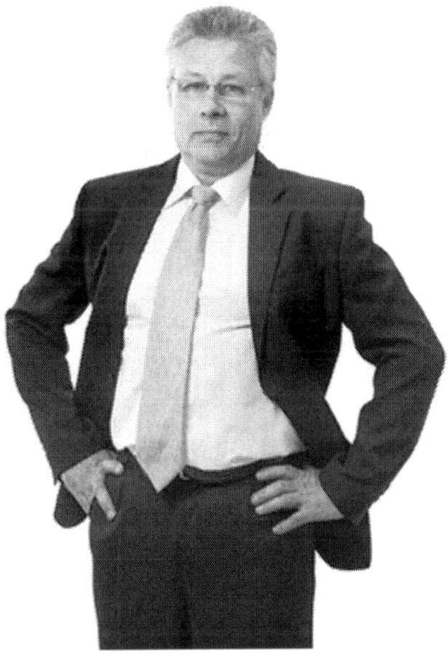

À cela, on peut ajouter des gestes larges, des bras mobiles soulignant son discours, des déplacements dans l'espace, par exemple sur une scène s'il est devant un public. Des bruits peuvent accompagner les déplacements. La domination s'affirme aussi par des pas lourds et bruyants, des talons qui claquent sur le sol, etc. En plus d'autres caractéristiques que nous définirons par la suite, une personne qui a envie d'être vue aura tendance à marcher au milieu du couloir.

Si votre voisin a envie de faire valoir son caractère de mâle dominant, il est possible que vous le voyiez passer dans la rue en faisant de grands pas et en faisant vibrer le sol sous ses grosses chaussures. King Kong est dans la place ! Il s'agit d'une marque territoriale, la position du dominant sur son territoire. Il a l'intention de s'affirmer, il a confiance en lui et il le montre.

Les personnes dominantes ont tendance à montrer qu'elles sont là, même s'il n'y a personne pour les voir.

Quand une position limbique de sécurité est adoptée dans ce cadre, elle n'a pas pour but de permettre la fuite, mais au contraire, l'attaque est une option possible. Le but peut être de « faire peur » ou simplement d'affirmer son pouvoir. Même s'il ne s'agit pas d'attaque physique, nous agissons de la même manière quand nous sommes prêts à réagir verbalement. Ce comportement peut être observé lors de réunions, ou lorsqu'il s'agit de négocier et persuader. Vous le retrouverez aussi quand le mâle dominant vient rechercher sa femme qui se fait courtiser au bar.

À VOUS DE JOUER

À la prochaine pause, vous allez analyser un groupe de collègues qui se dirigent vers la machine à café.

Votre objectif est de repérer lequel domine les autres. Ils seront peut-être plusieurs à se disputer la gloire.

Traversée du couloir

Essayez d'identifier celui qui se tient le plus au milieu.

– Quelle est la taille de ses pas ?

– Fait-il beaucoup de bruit quand il marche ?

– Fait-il claquer ses talons ?

Une fois que vous avez trouvé le dominant

– Comment est la position générale de son corps ?

– Bombe-t-il le torse ?

– Comment se tient-il par rapport aux autres ?

À la machine à café

Vous observez les positions des jambes.

– Voyez-vous des positions limbiques de sécurité ou des jambes croisées ?

– Les positions varient-elles au fur et à mesure de la conversation ?

– Le dominant pose une question à un membre du groupe : celui-ci change-t-il de position ? Adopte-t-il une position limbique de sécurité ?

Ce ne sont ici que quelques exemples de questions que vous pouvez vous poser.

Jambes et pieds, en résumé

Indicateurs de confort

— La démarche est souple.

— La personne semble flotter quand elle se déplace.

— Il y a des croisements de jambes.

— Les pas sont grands (hors fuite).

— Les pas sont larges, lourds et puissants (domination).

Indicateurs d'inconfort

— Position limbique de sécurité.

— Les pas sont petits.

— Elle semble marcher à reculons ou longer les murs.

LES BRAS ET LES MAINS

Ses mains parlent pour lui

À la différence des singes, l'Homme se déplace sur deux jambes et deux pieds. Ses mains ont évolué jusqu'à atteindre une complexité sans commune mesure dans le monde animal. Nous sommes la seule espèce à avoir atteint un tel niveau de dextérité, en majeure partie grâce à l'évolution du pouce. L'utilisation des mains demande énormément de ressources au cerveau.

Observer les mains pendant la durée de la conversation est un réflexe très intéressant à développer, car il permet de capter un maximum d'informations sur les intentions de l'interlocuteur. Étudier les mains avant la prise de parole et après celle-ci, c'est aussi collecter des renseignements. C'est souvent à ce moment-là que les informations se révèlent être les plus intéressantes. Avant et après la discussion, l'interlocuteur a souvent tendance à ne pas, ou ne plus, se contrôler. Écouter, c'est être capable d'observer.

Depuis les années 70, de nombreux livres ont tenté d'expliquer la signification des gestes. À l'époque, les recherches scientifiques sérieuses n'étaient pas légion. Le décodage comportemental faisait ses premiers pas et certaines théories farfelues ont vu le jour. De nombreux ouvrages ont suivi, donnant du crédit à de simples observations qui manquaient souvent de recoupements. J'ai pu consulter de nombreux livres dans ce domaine. Le volume de pages consacrées aux mains est généralement très important. Certains proposent des grilles de décodage très complexes où la gestuelle des mains est décryptée parfois très finement. Les mains sont seules, ou en contact avec d'autres parties du corps, dont le visage. Les auteurs en arrivent à identifier, parfois très précisément, ce que pense la personne ou ce qu'elle ressent, simplement en observant l'endroit où elle place son index ou son pouce.

Par exemple, si votre interlocuteur se touche le menton avec le pouce de la main droite, pendant que l'index de la même main touche la pommette droite, cela aurait une signification particulière. Le niveau de tension de l'index fournirait aussi certaines informations. Si celui-ci est dirigé vers l'oreille ou vers le nez, cela aurait d'autres significations. L'index pourrait aussi être posé sur la lèvre supérieure, toucher le nez, etc.

Tous les grattages et autocontacts avec le visage ou avec le corps deviennent un sujet d'interprétation. J'ai des doutes concernant la fiabilité de ces informations. Je n'ai pas trouvé de sources scientifiques fiables à ce sujet. Bien sûr, le lecteur est libre d'en penser ce qu'il souhaite...

Nous pouvons utiliser nos connaissances actuelles pour connaître un certain nombre d'éléments sur l'état émotionnel de nos interlocuteurs. Nous pouvons aussi utiliser nos mains de façon à améliorer la perception que nous laissons aux autres.

Que savons-nous des mains ?

Nous savons qu'elles sont connectées au système nerveux central. Elles sont plus souvent mobiles qu'immobiles. Elles se déplacent pour effectuer des mouvements volontaires, destinés à accomplir des actions souhaitées par l'individu. Les mouvements sont involontaires lorsque des émotions positives ou négatives sont ressenties.

Notre cerveau limbique active une alerte en cas de danger potentiel. Les mains peuvent entrer en contact avec d'autres surfaces du corps. C'est notamment le cas lorsque des autocontacts se produisent, quand un besoin de réconfort se fait sentir. La peau des mains transpire et leur température varie.

Nous savons aussi que l'activité des mains d'une personne modifie la perception que les autres ont d'elles. L'interlocuteur sera perçu positivement ou négativement en fonction de certains mouvements de ses mains.

Les recherches scientifiques menées jusqu'à ce jour n'ont rien démontré de plus.

Nous allons utiliser les résultats des recherches sur le fonctionnement du cerveau limbique et sur les émotions. Naturellement, cela fait appel aux notions de confort et de territoire.

Les mains aussi parlent pour nous

En plus des mouvements d'épaules, de l'orientation du torse, de la position des jambes et pieds, les bras et les mains peuvent vous en dire encore davantage.

Certains gestes réalisés par mégarde peuvent trahir les intentions réelles de votre interlocuteur. D'autres gestes peuvent aussi vous induire en erreur, et vous conduire à de mauvaises interprétations. Il faut faire très attention à ce que vous percevez et au contexte dans lequel la relation se déroule.

Les nombreux manuels de décodages comportementaux ont fait prendre conscience au grand public qu'il est important de maîtriser ses gestes. Beaucoup de gens savent qu'ils doivent contrôler les mouvements des bras et des mains. Ces autocontrôles conduisent les personnes à freiner leurs gestes ou à les amplifier, en fonction de la situation. Ces tentatives ont généralement pour objectif de faire une bonne impression sur leurs interlocuteurs.

Confort et réconfort, une action limbique

Les bras et mains agissent librement, en fonction de la relation et des interactions, mais aussi de l'état émotionnel de l'interlocuteur.

La conversation est en cours, la relation à l'autre est sincère, tout se passe bien. Les gestes sont larges, les bras se déplacent librement, les mains appuient le verbal. Vous pouvez voir les doigts de sa main : ils sont souples et relativement écartés. Les mains et les poignets sont détendus. Aucune tension n'est perceptible sur ses bras. La personne assise en face de vous est à l'aise.

Vous notez qu'elle croise subitement les bras et exerce une pression d'une main sur le biceps de l'autre bras. Vous êtes en présence d'un geste de réconfort. La première question à vous poser est : **« pourquoi a-t-**

elle subitement besoin de se réconforter ? » En effet, qu'est-ce qui a provoqué une perte de confort chez votre interlocuteur ? De toute évidence, un inconfort est visible. Bien sûr, il peut avoir envie de se croiser les bras. Un changement de position est toujours possible pour raisons physiologiques, telles qu'une douleur musculaire, une sensation de fraîcheur, etc.

Si ce changement de position, accompagné d'une pression sur le bras, arrive à un moment de l'échange où un sujet pouvant être problématique pour lui est abordé, vous êtes en droit de vous poser des questions. Il faut relier ce croisement des bras avec d'autres variations comportementales. Néanmoins, il s'agit d'un premier indicateur.

Tous les croisements et les frottements produits par les mains sont également des signes à prendre en considération. Une main est constituée de nombreux petits os, d'un réseau de fibres nerveuses très complexe, ainsi que de nombreux petits canaux sanguins permettant l'irrigation. La capacité tactile d'une main est très développée. Nous sommes capables de repérer un grain de sel sur une table ainsi que d'identifier une matière ou une surface parmi des centaines d'autres, les yeux fermés.

Quand une personne est détendue, cela est perceptible au niveau des mains et des poignets. Les mains peuvent pendre le long du corps ou être en action. Les doigts sont souples et généralement écartés.

Le confort défie la gravité et les gestes sont plus en hauteur.

C'est également le cas pour la position des doigts. Les doigts en hauteur, tels un pouce levé, ou les positions demandant une dextérité dans les mouvements, montrent un certain niveau de confort. Le fait de placer les doigts d'une main sur le bout des doigts de l'autre main est perçu comme une attitude de confort. En effet, il faut être calme pour réaliser cette posture des **doigts dits « en cloche ».**

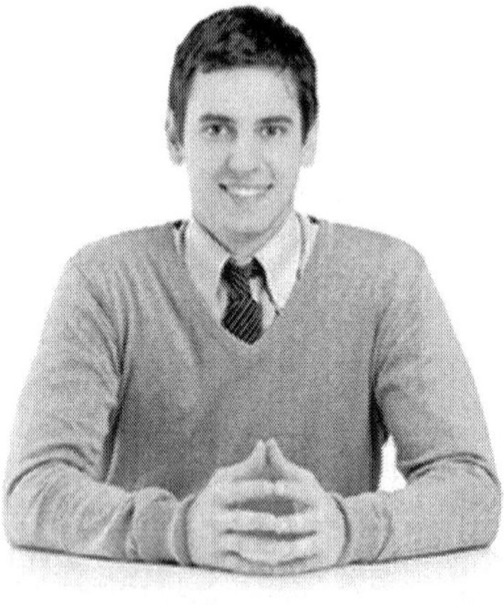

Les orateurs, dont les hommes politiques, sont entraînés à maîtriser cette posture de façon à transmettre une image positive d'eux, même s'ils sont stressés. Le fait de voir la personne effectuer un mouvement précis de ce type diminue l'impression de stress général.

Lorsqu'un inconfort apparaît, nous avons tendance à produire des autocontacts avec les doigts pour nous rassurer. En les posant sur des objets ou sur nous-mêmes, les mains envoient des informations rassurantes au cerveau limbique.

Le besoin de réconfort est visible au niveau des tensions exercées par les doigts.

Si la main est souple et les doigts écartés quand tout va bien, ils se resserrent pour produire des autocontacts entre eux quand un stress est ressenti.

La position des « **mains en couteaux** » est un geste que nous faisons fréquemment quand nous sommes tendus.

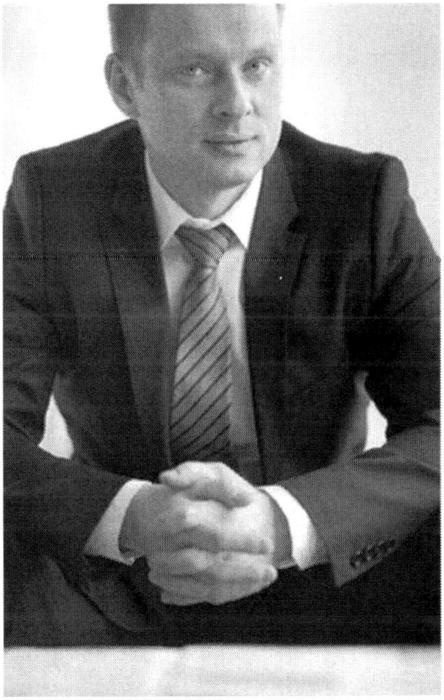

Elle consiste à insérer les doigts de la main gauche entre les doigts de la main droite. Cela produit un maximum d'autocontacts entre les doigts, tout en permettant à la première phalange de chaque doigt de toucher la surface supérieure de la main opposée. Ce faisant, nous pouvons encore serrer les deux mains ensemble pour activer la surface tactile de l'intérieur des mains. Cette position permet d'envoyer un maximum d'informations rassurantes au cerveau.

Cependant, elle peut aussi indiquer que votre interlocuteur ressent des émotions positives si les pouces sont en l'air. Les mains sont fermées ou ouvertes, comme sur la photo.

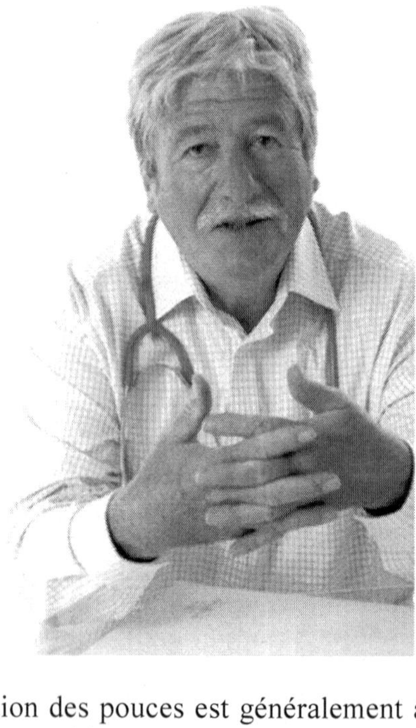

Cette position des pouces est généralement associée à des pensées positives et à une confiance en soi. Au contraire, ils sont souvent cachés en cas de perte de confiance en soi ou d'insécurité. (Navarro, 2008)

Les autocontacts font du bien même quand ils font mal

Les autocontacts des mains ont majoritairement un seul but : se réconforter dans le but de passer d'un inconfort à une situation de confort. Qu'il s'agisse de contacts directs entre elles; d'un contact avec un bras, une jambe ou toute autre partie du corps; ou même avec un accessoire, les mains envoient des informations rassurantes au cerveau.

Plus l'intensité du contact est importante, plus le message envoyé au cerveau est fort.

Quand vous voyez votre interlocuteur s'automutiler, cela signifie que le besoin de se rassurer est important, au point qu'il préfère ressentir une douleur plutôt que devoir affronter la sensation d'inconfort.

Les autocontacts peuvent être très légers. D'une simple caresse sur la main ou sur un vêtement, ils peuvent devenir plus expressifs. Les mains grattées, frottées frénétiquement sur les jambes ou accrochées fermement aux accoudoirs d'un siège vous montrent le niveau de stress !

Les contacts avec le visage

Si votre interlocuteur place sa main sur son visage, il est probable qu'il ait besoin de ressentir un réconfort supplémentaire. Le visage est une zone tactile très sensible, notamment au niveau des lèvres.

Les contacts avec les lèvres sont souvent en relation avec un besoin de réconfort important.

Les lèvres étant fortement irriguées en sang, elles sont aussi parcourues par de nombreuses terminaisons nerveuses. Plus les contacts se rapprochent des lèvres, plus la personne a besoin de se réconforter.

Un contact très rapide des doigts sur les lèvres peut être une indication que votre interlocuteur a ressenti un petit inconfort passager. Plus les contacts sont nombreux et importants, plus l'inconfort ressenti est concret.

Souplesse et rigidité

En position de confort, les poignets sont souples, c'est-à-dire qu'ils permettent aux mains d'effectuer des mouvements librement, dans tous les sens. Les bras sont détendus et aucune tension n'est visible. Les tensions apparaissent avec les émotions négatives.

Les bras et les mains montrent les émotions

Les émotions sont visibles dans le non verbal. Elles s'expriment sur le visage et sur tout le corps, au travers des gestes. Les mains et les bras sont largement utilisés dans l'expression des émotions.

Les émotions négatives provoquent des gestes de réconfort. C'est à ce moment qu'apparaissent tous les croisements des mains et des bras. Quel que soit l'endroit où ils se produisent, les croisements et les autocontacts trahissent les émotions.

Une émotion de colère provoque des tensions visibles dans les bras et les mains. Les doigts se referment et se serrent en un poing. La personne est prête à frapper. La tristesse provoque une lourdeur des bras, qui en tombant, voûte le dos.

La joie pousse généralement les gestes plus en hauteur. Les émotions positives ont aussi tendance à accélérer le rythme. À un concert, les bras et les mains s'élèvent pour applaudir vigoureusement l'artiste. Au discours du patron, les applaudissements sont plus lents et les gestes plus bas. Le discours du patron serait-il moins captivant qu'un concert de rock star ?

C'est mon territoire !

L'espace occupé par les bras et les mains définit une bulle autour de nous. Nous acceptons les autres selon des distances variables en fonction des relations qui nous unissent. Nous faisons varier ces distances en fonction de notre humeur et de la confiance que nous accordons aux autres. Selon les études d'Edward Hall, nous pouvons considérer que la sphère personnelle est une zone d'en moyenne 45 cm à un 1,20 m. Si vous étendez vos bras à l'horizontale, et que votre interlocuteur face à vous fait de même, vous constaterez que nous sommes bien dans ce périmètre. La longueur des bras permet à deux personnes de mesurer virtuellement la distance qu'il convient de respecter. Notre système limbique nous permettant de fuir ou d'attaquer, à cette distance il nous reste une marge de manœuvre pour une réaction de sécurité efficace.

Si vous approchez trop près de votre interlocuteur,

vous l'envahissez dans sa zone personnelle. Il risque d'avoir une réaction de fuite ou d'attaque.

Tous les gestes des bras ou des mains qui entrent dans sa bulle peuvent mettre son système de sécurité en alerte.

Si votre objectif est de gagner sa confiance, il est préférable de respecter une distance suffisante. Si vous pointez votre interlocuteur du doigt, c'est un peu comme si vous entriez virtuellement dans sa sphère personnelle, voire intime. Imaginez que votre doigt devienne une épée. En le pointant du doigt, vous l'agressez virtuellement. Cela est très mal perçu dans la culture occidentale, ce qui peut être préjudiciable dans une relation amoureuse ou dans une négociation avec votre client. Le pouvoir c'est le territoire (Hall, 1966).

Si vous voyez ces attitudes envahissantes envers vous, demandez-vous pourquoi votre interlocuteur agit ainsi. Il a peut-être besoin de s'affirmer, d'être le maître de la relation. Comportement dominant ou agressivité, un risque est présent, surtout si ses gestes sont vifs et rapprochés.

Il est aussi possible qu'il « se colle » à vous parce qu'il est amoureux. Dans ce cas, les gestes sont généralement plus doux et plus lents que s'il est en colère.

ASTUCE

Le toucher est un sens ancestral très développé, largement utilisé chez les autres mammifères. Si votre partenaire accepte un premier contact de votre main sur son bras ou sur un accessoire, par exemple un sac, cela signifie que son système de défense n'a pas déclenché d'alerte. Vous êtes pourtant entré dans sa zone intime. Ne perdez pas de temps, vous ne lui êtes pas indifférent !

À l'étape suivante, vous pouvez risquer de toucher l'intérieur du bras. Par exemple, si vous devez vous déplacer, prenez subtilement le bras de votre partenaire en touchant l'intérieur. S'il ne se retire pas, cela signifie qu'il n'a pas perçu de danger à votre égard. Vous avez encore gagné quelques points !

La surface extérieure du bras est exposée à tous les dangers. L'intérieur du bras est plus sensible et moins accessible aux menaces extérieures. Quand nous sommes stressés, nous avons tendance à serrer les bras contre notre corps. C'est cette partie du bras qui entre en contact avec le buste.

Cependant, **certains négociateurs utilisent la diminution de territoire pour pousser leur « proie » à signer plus rapidement.** Au fur et à mesure de la discussion, ils se rapprochent de plus en plus de leurs clients. Leurs gestes deviennent de plus en plus proches, jusqu'à envahir la zone intime. Ils exercent ainsi une pression psychologique sur leurs clients qui, pour se « débarrasser d'eux » et donc de la pression, signent un bon de commande en quelques minutes. La sensation de pression est inconsciente, mais le bon de commande bien réel ! Cette technique est un classique de la négociation.

Une autre expression territoriale est bien connue des policiers ou des agents de sécurité. Pour impressionner, placez les mains sur les hanches et bombez le torse en adoptant une position limbique de sécurité. Cela permet d'obtenir plus facilement le respect des autres. Ce faisant, vous augmentez visuellement votre taille et donc votre territoire. Vous serez perçu comme un dominant.

La main sur la hanche

Cette posture peut être le résultat d'une émotion négative ressentie.

Alors que vous venez d'annoncer une information sur un point précis à l'ordre du jour, vous constatez qu'une personne place sa main sur sa hanche.

Observez le reste du corps ainsi que les expressions apparaissant sur son visage. Il y a de fortes chances pour qu'elle ressente une émotion négative, perceptible sur les autres parties du corps. Si cette posture apparaît alors que la personne n'est pas dans une logique de passer à l'action et de motiver les autres, alors il s'agit d'une indication qu'elle ressent une émotion négative. Elle n'est pas en accord avec ce qui est dit ou avec ce qu'elle perçoit. Il est aussi possible qu'elle s'ennuie.

Tout changement d'attitude doit être replacé dans le cadre de la situation et être mis en relation avec ce qui est perçu. Le comportement de référence vous servira de base pour votre analyse.

Montrez vos mains pour rassurer

À côté des gestes de réconfort, il y a les gestes utilisés pour exprimer nos pensées. Quand nous nous exprimons devant une personne seule ou devant un public, nous avons le choix de montrer nos mains ou de les cacher. Nous passons généralement d'une situation à l'autre, en fonction de notre état émotionnel. Nous utilisons les mains pour souligner des éléments verbaux, pour nous aider à exprimer des idées précises et pour accentuer des émotions.

En règle générale, **nous avons tendance à préférer voir les mains de nos interlocuteurs**. De tout temps, l'Homme a dû se protéger des menaces extérieures. Les mains portent des armes qui peuvent blesser. Chez certains animaux, comme chez les coqs ou les dinosaures, l'ergot sert à tuer. Chez les primates et chez l'Homme, il a évolué en un pouce ayant une fonction plus complète.

Les mains visibles ont tendance à laisser une perception plus positive que si elles sont cachées.

Les mains invisibles provoquent des réactions limbiques. Le cerveau a besoin de les voir pour évaluer le danger potentiel et se rassurer. Les mains, les doigts, les paumes des mains et les poignets ont beaucoup d'importance pour le cerveau. Des mains ouvertes sont plus rassurantes que des mains fermées, car on peut voir qu'il n'y a pas de danger. (Givens, 2005)

A-t-il de bonnes ou de mauvaises intentions ?

Si votre interlocuteur a des intentions amicales, son attitude devrait être rassurante. Contrairement au dominant qui bombe le torse, il a peut-être les épaules voûtées. Ses gestes respectent votre territoire, il utilise ses mains pour accompagner les mots et les adoucir.

La paume des mains est principalement tournée vers le haut.

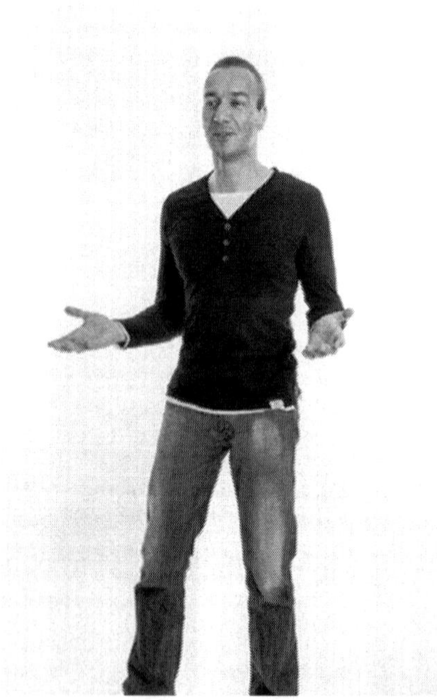

Cela permet d'établir un lien personnel entre lui et vous, en utilisant la puissance des émotions. La position des doigts et la forme des mains sont reconnues par le cerveau, au niveau du lobe temporal, de façon innée. Cette partie du cerveau est programmée pour identifier les gestes de façon à nous alerter en cas de danger. (Givens, 2009)

Si la paume des mains est principalement tournée vers le bas, il est fort possible qu'il ait envie de dominer.

Ses intentions sont d'autant plus claires si la personne effectue des mouvements de battements de haut en bas alors qu'elle est en train d'argumenter. Le geste vient renforcer ce qu'elle exprime verbalement. Comme un marteau qui enfonce un clou, le geste permet d'accentuer des points précis du discours, tout en renforçant le charisme.

Vous pouvez utiliser à votre tour cette attitude pour laisser un sentiment de confiance à vos interlocuteurs, surtout si vous devez rassurer un client.

Évidemment, il est préférable d'éviter d'utiliser ces gestes dans les relations amoureuses.

Les personnes dominantes, ou qui ont envie de se mettre en avant utilisent des gestes larges. Leurs mains sont rarement immobiles et toujours visibles. Elles sont en mouvement au-dessus de la table ou en contact avec elle. Elles ne sont jamais immobiles en dessous de la table.

Les mains sont comme des câbles qu'il suffit de connecter aux autres personnes pour établir une communication. Un peu comme des enfants qui se donnent la main pour ne pas se perdre, les bras et les mains sont les liens qui nous relient aux autres. Ils servent aussi à agrandir notre territoire ou à nous rapprocher de ceux qu'on aime.

Les mains invisibles font peur

Ne pas voir les mains est générateur de stress, surtout si l'on doute des intentions de notre interlocuteur.

Dans la rue, comme dans la savane africaine, la personne devant nous peut détenir une arme. Cela éveille un signal limbique, qui se traduit par une analyse du risque et une prise de décision sous la forme : fuite ou attaque. La personne peut cacher une arme dans sa manche ou dans ses poches. C'est la première chose à laquelle notre cerveau pense.

« Haut les mains ! », le policier peut juger du danger en voyant les mains vides du criminel.

Pour beaucoup d'entre nous, les poches constituent un endroit confortable pour ranger ses mains. Quand il fait froid, c'est agréable de les réchauffer. Quand on ne sait pas où les mettre, c'est un endroit réconfortant qui permet de produire des autocontacts avec le corps.

Bref, ne pas voir les mains est généralement angoissant, même inconsciemment. Dans la vie de tous les jours, il est préférable de laisser ses mains visibles.

Les emblèmes

Certains gestes n'ont pas besoin du verbal pour avoir une signification. Ils sont ancrés dans la culture et ont une valeur par eux-mêmes. Ce sont des **emblèmes**. La signification d'un emblème est limitée au groupe culturel auquel il s'adresse. Il peut signifier toute autre chose pour un autre groupe culturel. D'un pays à l'autre, ou d'une zone géographique à une autre, la signification des emblèmes change. (Ekman, 2009)

Il est donc dangereux d'exprimer ouvertement des emblèmes de sa propre culture quand l'on voyage dans un autre pays. Cela pourrait être très mal perçu.

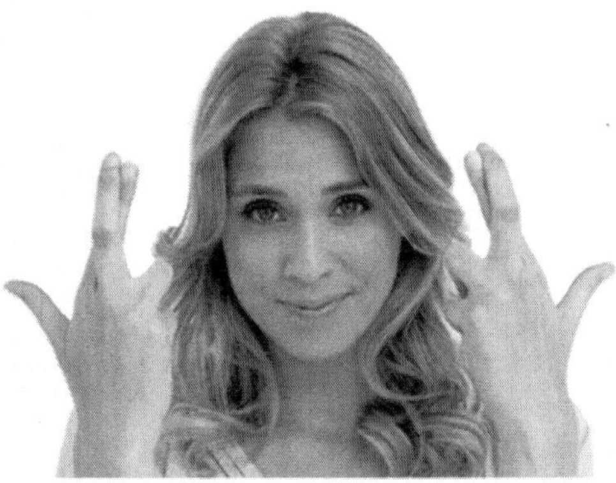

Par exemple, croiser l'index et le majeur signifie « bonne chance » au Royaume-Uni, au Canada et au Brésil, alors qu'en Chine, les habitants comprendront qu'il s'agit du chiffre 10.

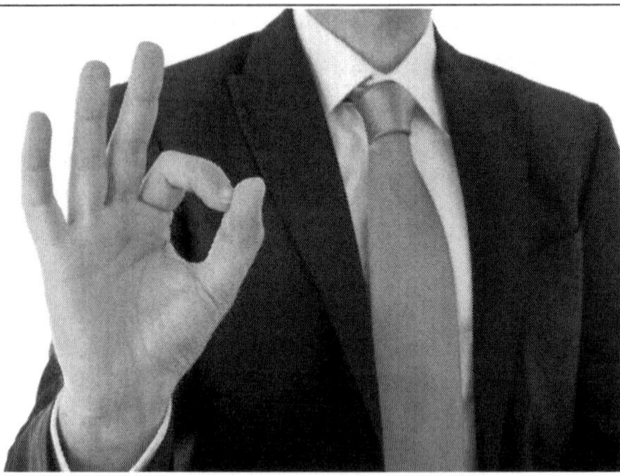

Autre exemple, si vous placez l'index sur le pouce, pour former un cercle avec ces deux doigts, pendant que les autres doigts sont levés, cela voudra dire « OK » ou « Parfait ! » au Canada, au Mexique et en Suisse. Au Brésil et dans les pays arabes, ce sera perçu comme une insulte. (Grosse. Reker, 2011; Morris, 1994)

Les mains trahissent les menteurs

Certaines modifications du comportement sont faites dans le seul et unique but de tricher sur les émotions que l'on présente à l'autre. Si vous ressentez de la tristesse et que vous voulez montrer que vous êtes heureux, en plus du sourire, vous simulerez le comportement adéquat pour lui montrer que tout va bien. Cela s'appelle un mensonge. C'est un comportement humain.

Le cerveau limbique agit par réflexe, le néocortex traite les informations et gère les pensées. Une simulation d'une émotion non ressentie vise à faire croire à l'autre que l'on ressent l'émotion montrée. Tricher sur son comportement, c'est trahir la confiance de l'autre.

Le non verbal des bras et des mains peut être désynchronisé ou en complet désaccord avec les mots produits par le néocortex.

Le néocortex est capable de créer un mensonge, du moins verbalement. Le limbique est là pour rétablir la vérité.

Les personnes qui mentent ont tendance à faire moins de gestes. Lorsque l'émotion est simulée, et non ressentie, il y a diminution de l'ampleur et de la fréquence des mouvements des bras et des jambes (Vrij, 2003).

Les illustrations, c'est-à-dire les gestes en relation avec le verbal, ont aussi tendance à changer de hauteur et à varier en intensité lorsqu'un changement émotionnel apparaît. Une baisse du mouvement des mains peut apparaître lorsque la personne ment, comparée à quand elle dit la vérité. Elle évite ainsi d'attirer l'attention sur elle. (Navarro, 2010)

Une variation dans la durée du geste est également observable. Un geste sincère dure généralement plus longtemps qu'un geste simulé.

Quand la communication est sincère, nous nous exprimons sans faire attention à nos gestes. Les mains et bras vont et viennent librement.

Dans le cas d'un mensonge, le comportement est souvent différent. La plupart des menteurs savent que s'ils se montrent stressés, ils seront rapidement suspectés de mentir. Donc, leur première réaction est de freiner leurs gestes et notamment l'action des mains. Une diminution de l'amplitude des illustrations, voire même la disparition des gestes en relation avec le discours, est un indicateur comportemental visible.

À l'opposé, les mains peuvent entrer en mouvements sous l'action du stress. Les gestes sont moins fluides et souvent caractéristiques. Le stress du mensonge provoque toujours une excitation du système nerveux. Les conséquences sont visibles physiquement sur le corps et au niveau des mains. Les autocontacts, grattages, arrachages de peau et automutilations, pressions à différents endroits du corps, les mains moites, les gestes frénétiques au niveau des doigts... font partie des indicateurs que vous garderez à l'œil si vous soupçonnez votre interlocuteur de mentir.

Si vous le voyez toucher avec insistance un accessoire tel qu'une bague, une montre ou simplement ses doigts, cela signifie qu'il ressent un besoin de réconfort. Si ce geste apparaît alors que l'interlocuteur est en train de vous apporter une information, que ce soit une information spontanée ou une réponse à une question, vous pouvez vous dire qu'il se passe quelque chose. Ces gestes de réconfort qui accompagnent une communication doivent vous alerter :

« Que se passe-t-il ? » ,
Votre interlocuteur est stressé.

« Pourquoi ? »

Les mouvements des mains permettent de détecter des incohérences comportementales qui trahissent les menteurs. Il faut les mettre en relation avec d'autres indicateurs. Personne n'est fier de mentir, à moins que ce ne soit par défi !

Bras et mains, en résumé

Indicateurs de confort

— Les bras, les poignets et les mains sont souples.

— Pas d'autocontacts ni de croisements pour protéger le buste.

Indicateurs d'inconfort

— Tensions visibles au niveau des bras, des poignets et des mains.

— Les gestes peuvent être saccadés.

— Apparition de gestes barrières : croisements des bras et des mains.

— Multiplication des contacts des mains avec d'autres parties du corps, avec des accessoires ou tout autre objet.

— Intensification des contacts en relation avec le stress ressenti.

Indicateur de danger

— Mains invisibles; elles envahissent le territoire.

— Tensions et agressivité perceptibles dans les doigts et les bras.

Indicateur de mensonge

— Augmentation des autocontacts.

— Diminution de l'ampleur et de la rapidité des gestes.

— Désynchronisation des bras et des mains par rapport au verbal.

— Augmentation des indices d'inconfort.

LA TÊTE

La tête est la partie du corps la plus difficile à cacher. Bien qu'elle puisse être dissimulée sous divers accessoires tels qu'un sac, un casque ou une cagoule de braqueurs de banque, c'est toujours vers elle que les regards se tournent. Quand on parle de la tête, on pense au visage et surtout aux yeux. Nous y reviendrons plus longuement par la suite. Dans un premier temps, nous allons parler du visage en commençant par le bas, à savoir le cou. Nous allons ensuite remonter progressivement en prenant le temps de nous arrêter sur les différentes zones, pour ensuite terminer par les cheveux.

Cela « vaut le cou » de le regarder

Chez les animaux, le comportement de soumission consiste à présenter son cou au dominant. Le cou apparent provoque un arrondissement du dos, la posture voûtée déforme la perception en rendant le dominé plus petit au regard du dominant. Cette position existe aussi chez les humains. Au Moyen Âge, le roi accueillait ses vassaux assis sur son trône. Les fidèles amenaient les offrandes au temple et s'inclinaient devant les représentations de leurs divinités. De nos jours aussi, nous saluons nos invités en baissant brièvement la tête d'un mouvement de haut en bas.

Les tensions du cou nous renseignent sur le niveau de confort de nos interlocuteurs. S'il est souple, en mouvement et sans autocontacts, il est probable qu'il n'y ait pas de stress. La situation est maîtrisée, la personne est à l'aise.

Au contraire, si la tête est rigide, si elle semble être plantée sur un poteau sans pouvoir se mouvoir librement et souplement, alors il est fort possible que votre interlocuteur ressente un inconfort. Sa tendance à diminuer les mouvements limite les risques liés à son manque de confiance temporaire.

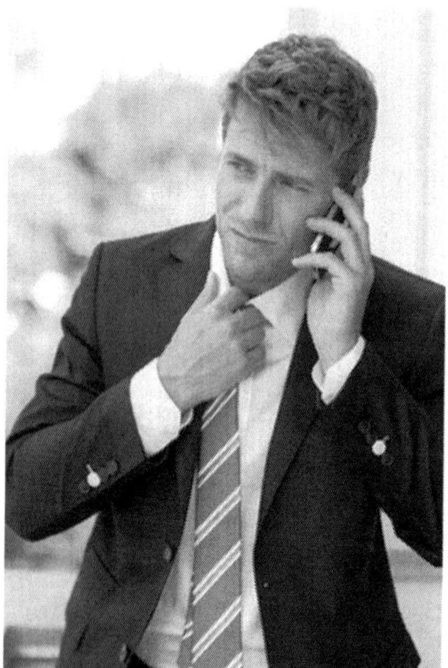

Les émotions négatives provoquent des réactions dans le bas du visage, dont le cou.

Nous avons tendance à couvrir notre cou avec une main. Les autocontacts permettent de s'apaiser afin de retrouver le niveau de confort perdu. La main peut effectuer des massages à divers endroits du cou, dont le menton. Elle peut se déplacer brièvement de la base du cou et remonter jusqu'à frotter l'arrière de la nuque. Il peut arriver aussi de voir votre interlocuteur se masser la gorge ou sous le menton. Une main posée à la base du cou, au niveau du thorax, vous renseigne sur le stress ressenti. Il peut aussi déglutir et parfois faire des bruits avec sa gorge.

Un réajustement de cravate ou d'écharpe est à ranger dans la même catégorie des comportements de réconfort.

Dans le même registre, on retrouve des gestes consistant à faire entrer de l'air entre les vêtements et le torse. Si vous voyez la personne passer un doigt entre le col de sa chemise et son cou, ou desserrer légèrement le nœud de sa cravate, cela est une indication qu'il n'est pas à l'aise. Il peut ressentir un inconfort dû à une chaleur excessive dans la pièce. Il peut aussi ressentir une sensation de chaleur à cause d'une réaction du système nerveux sympathique. Dans ce cas, l'élévation de la température est causée par une activation limbique.

Le menton

Le menton est mobile lorsqu'il s'agit de s'exprimer verbalement.

Des mouvements apparaissent aussi sous l'influence des émotions ressenties. La joie est libératrice de stress pour le corps. Les muscles sont détendus et la mâchoire est naturellement mobile sans qu'aucune tension ne soit visible.

Si un inconfort apparaît à la suite d'une émotion négative, les muscles de la mâchoire impliqués dans la mastication se tendent. Les expressions de peur, colère, tristesse et surprise provoquent des ouvertures spécifiques de la bouche. En fonction de la variation de l'intensité, la mâchoire s'ouvre ou se ferme. Des tensions sont perceptibles au niveau des joues, ce qui entraîne une ouverture plus ou moins grande des lèvres, en laissant apparaître les dents. Un chien en colère montre ses dents. L'Homme aussi a cette expression dans son répertoire, ainsi que beaucoup d'autres.

Le stress provoque aussi la fermeture de la bouche. Si vous remarquez que votre interlocuteur serre les dents, cela signifie qu'il ressent un inconfort. Un stress ou une tension nerveuse provoque un ressenti négatif, pouvant être une émotion de colère. Elle n'est pas forcément violente, il peut s'agir d'un simple désagrément lié à la fatigue ou un ras-le-bol, peut-être un ennui passager. Il peut aussi s'agir d'une colère dissimulée. Dans tous les cas, ceci est un indicateur d'inconfort. Le fait de serrer les dents lui permet de retrouver un certain niveau d'apaisement.

On retrouve les indicateurs de réconfort qui consistent à mordre tels que ronger ses ongles, mâchonner son crayon, mordre l'intérieur des joues, se mordre la langue ou les lèvres, etc. Toute accélération du rythme de mastication est en relation avec un inconfort.

Des claquements de dents apparaissent avec la peur et le froid. Une personne qui a envie de se mettre en avant, ou de se rassurer, peut aussi claquer des dents.

Le bruit produit contribue à augmenter sa confiance en elle.

Les joues

Les joues changent de couleur en fonction de certaines émotions. Une gêne les colore alors qu'une émotion de peur provoque une pâleur. Le système d'irrigation sanguine y est particulièrement présent. Les mêmes variations de couleurs apparaissent aussi au niveau des oreilles.

Les joues trahissent aussi le stress par les tensions qui y apparaissent. Elles se gonflent sous l'effet d'un besoin de réconfort, d'un seul côté ou des deux côtés. L'intensité de l'inconfort peut être mesurée par le niveau de gonflement des joues. Plus les joues sont gonflées, plus le besoin de réconfort est important.

À l'opposé, une émotion de joie amplifie la taille des pommettes sous l'action de l'ouverture de la bouche.

La bouche : sourires et grimaces

Elle est souriante et détendue par l'émotion de joie. Les dents sont visibles si le sourire est large. La bouche n'est pas toujours ouverte. La principale caractéristique d'un sourire est l'orientation des coins des lèvres vers le haut. Un vrai sourire est en plus accompagné de rides aux coins des yeux : les pattes d'oies. Que le sourire soit large ou à peine visible, lorsqu'il apparaît spontanément cela révèle que l'émotion ressentie est positive. Par exemple, vous apprenez à quelqu'un ce qui est supposé être une mauvaise nouvelle et vous voyez apparaître sur son visage un très léger sourire. Il vient de ressentir une émotion de joie. L'expression qui dure une fraction de seconde est une micro-expression. Cette réaction limbique est un réflexe. Elle n'est donc pas contrôlée.

Il peut aussi s'agir d'une simulation. Dans ce cas, l'expression montrée s'apparente à un mensonge. L'interlocuteur a triché sur l'émotion qu'il voulait que vous voyiez.

Un demi-sourire, apparaissant sur un seul côté du visage, est la signature d'une émotion de mépris. Il s'agit d'une émotion négative.

Les pincements et morsures

Si la bouche est léchée, pincée, pressée ou mordue, votre interlocuteur a besoin de réconfort.

Un inconfort est présent, il a besoin de sentir qu'il est toujours vivant.

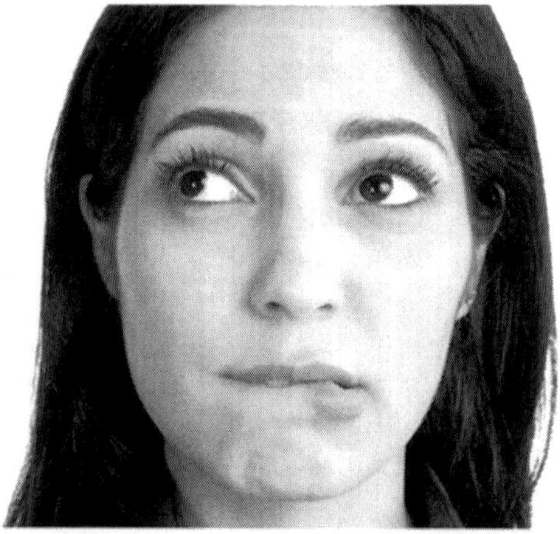

Les lèvres sont très sensibles. L'enfant suce son pouce pour se réconforter, car cela lui rappelle la relation qu'il avait avec sa mère quand il était tout petit. Une pression au niveau des lèvres rappelle au cerveau que le corps est toujours bien vivant et que tout se passe bien pour lui. Cela le rassure.

Plus l'intensité du contact avec les lèvres est importante, et plus le stress ressenti l'est aussi.

Il peut arriver que sous l'effet du stress et des morsures parfois violentes, votre interlocuteur ait les lèvres en sang.

Il joue avec sa langue

Parfois, vous verrez unc boule apparaître sur la joue de la personne qui est face à vous. Elle frotte sa langue à l'intérieure de sa bouche pendant la conversation. Même si ces gestes sont discrets, ils sont néanmoins révélateurs d'un besoin de réconfort.

Le stress produit une sécheresse buccale.

Un besoin de s'humidifier les lèvres ou de boire souvent est en relation avec une perte de confort.

L'un des effets des bâillements est de produire de la salive. Une personne bâille non seulement parce qu'elle est fatiguée, mais aussi parce qu'elle ressent un stress.

Bâiller permet d'évacuer le stress et de gérer l'ennui.

Nous tirons la langue pour la passer sur les lèvres ou la frotter sur les dents. Ce geste nous fait du bien. Nous le réalisons fréquemment et inconsciemment plusieurs fois sur une journée. Si vous essayez d'identifier chacune des situations dans lesquelles votre langue vous sert d'apaisement, vous pourriez être étonnés.

La langue apparaît aussi sur les lèvres de celui qui se délecte, face à un plat succulent ou une situation qu'il apprécie particulièrement.

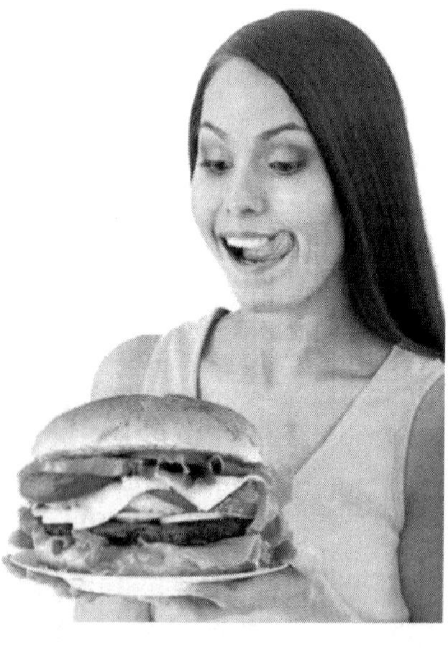

Comme le loup de Tex Avery qui bave abondamment à chaque apparition de la jolie blonde, ou le chien qui bave devant sa pâtée, nous salivons lorsque nous nous trouvons devant une scène qui nous ravit. Une sélection de grands crus ou le ravissement de toucher sa nouvelle voiture avant de monter dedans peuvent produire le même effet de salivation. Cette fois-ci, il s'agit d'émotions positives.

Tirer la langue est aussi un comportement asocial qui apparaît lorsque l'on se trouve dans une situation déplaisante, par exemple lorsque l'on rencontre une personne que l'on ne souhaite pas voir.

Il est fréquent de voir ce geste avant un combat frontal, l'un des combattants voulant imposer sa domination. Il est aussi utilisé dans ce sens par l'équipe de Nouvelle-Zélande, les All-Blacks, lorsqu'ils interprètent la danse Haka. Il s'agit d'une danse chantée, mettant en valeur la puissance du groupe au travers de gestes forts réalisés à l'unisson par l'ensemble des membres. Cette démonstration de puissance fait partie des rituels de peuples originaires des îles du Pacifique Sud.

Il parle du nez

L'observation du nez est à mettre en relation avec celle de la bouche. Les narines se dilatent en cas d'augmentation du rythme de la respiration. Si le système nerveux sympathique réagit à des stimuli, la personne peut avoir besoin d'absorber une dose plus importante d'oxygène. Le cerveau limbique est prêt à réagir, surtout si la respiration est rapide.

Si au contraire la respiration est lente et longue, la personne essaie probablement de se calmer.

L'émotion de dégoût provoque des rides sur le nez. Il peut sembler froissé durant un instant. Cette émotion est bien entendu négative.

Les yeux

Les yeux sont le miroir de l'âme. Nous attachons énormément d'importance au regard. Il est nécessaire d'y consacrer un peu plus de temps qu'aux autres zones du visage.

L'Homme est un primate, comme les autres mammifères il est naturellement attiré par le regard. La direction du regard indique à notre cerveau s'il y a un danger ou non.

Dans la foule, nous avons tendance à éviter le regard des autres. Quand nous croisons des inconnus, nous détournons le regard rapidement si nous voyons qu'ils nous regardent. Néanmoins, nous ne faisons pas qu'apercevoir leurs ombres ou leur aspect physique général. Même s'il est très furtif, notre regard se dirige naturellement vers leur visage et leurs yeux. L'analyse est rapide et inconsciente, mais bien présente. Notre cerveau perçoit la présence éventuelle d'une menace, depuis des millions d'années. Cela a permis à notre espèce de survivre dans la nature au milieu des prédateurs.

Cette habitude apparaît dès le plus jeune âge. Les enfants en bas âge observent longuement le visage de leur mère et de leurs parents, en attachant une importance particulière au regard. Nous avons grandi avec cette attitude et nous l'avons affiné au fil des années. Adultes, nous sommes capables de repérer de nombreuses expressions simplement en observant les yeux.

À VOUS DE JOUER

Essayez de passer une journée sans regarder les yeux des personnes que vous croisez.

Instinctivement, vous regarderez où les gens regardent. Vous vous rendrez vite compte que l'exercice est très difficile.

Lorsque nous sommes avec les autres, nous avons naturellement tendance à regarder leurs yeux. Bien sûr, si vous vous baladez en ville, l'exercice sera simple et peu concluant. Par contre, dans le cadre d'interactions avec vos interlocuteurs directs, vous vous rendrez compte qu'il est très difficile de ne pas regarder leurs yeux. De plus, vous serez perçus comme étant quelqu'un de fuyant, manquant de franchise ou d'assurance, peu honnête... Bref, votre attitude pénalisera la qualité de vos relations. L'autre aussi a besoin de voir vos yeux et d'analyser, inconsciemment, votre regard. Il a besoin d'analyser le danger potentiel pour prévoir une réaction. L'anticipation fait partie du processus de survie, et ce n'est pas quelques dizaines d'années passées dans un bureau, depuis l'apparition de l'homoburocratus, qui changeront des millions d'années d'évolution !

Mon activité professionnelle me conduit à rencontrer de nombreuses personnes sur leur lieu de travail ou dans le cadre de formations. J'utilise souvent le regard comme indicateur pour connaître l'état de concentration des participants. Lorsqu'une réunion s'éternise, ou si la concentration des stagiaires diminue, les regards se dispersent. Lorsque votre interlocuteur regarde sa montre, cela ne signifie pas forcément qu'il est en retard. L'ennui peut conduire la personne à regarder 10 fois sa montre, sans qu'elle se rende compte de son acte. Il peut arriver qu'elle regarde sa montre plusieurs fois sur une minute sans même regarder l'heure. Le stress ou une émotion négative peuvent aussi générer cette attitude. Que faut-il en penser ? Simplement qu'il est temps de trouver quelque chose de plus intéressant à lui proposer, faute de quoi elle risque de partir.

Cependant, même si le geste est discret et les regards furtifs, vous remarquerez l'endroit où se posent les regards. Notre cerveau est programmé pour analyser le regard des autres.

Un regard intense

Un mythe très fréquent lorsqu'on parle du regard est celui qui consiste à regarder l'interlocuteur intensément droit dans les yeux durant la conversation. J'entends très souvent dire : « Il n'est pas franc, il ne me regarde pas dans les yeux quand il parle » ou « je sors d'une réunion, je ne le sens pas… Il ne m'a pas regardé dans les yeux, je ne peux pas le croire. » Ou encore, « vraiment bien mon nouvel interlocuteur, cela se voit qu'il est honnête. Il m'a regardé dans les yeux pendant tout l'entretien, son regard est franc et direct. » **Ceci est une grosse erreur à ne pas commettre.**

Selon une étude, 3 personnes sur 4 pensent que quelqu'un qui les regarde droit dans les yeux quand il parle est honnête. Or c'est faux.

Les menteurs ont plus tendance à soutenir le regard, car ils veulent vérifier dans les yeux de l'autre qu'ils sont crus. (Ekman, 2009)

Donc, compte tenu du nombre élevé de personnes qui croient que l'interlocuteur est sincère s'il les regarde dans les yeux, je conseille à toutes les personnes devant négocier de maintenir un regard stable et direct surtout s'ils sont dans la phase finale d'une négociation. Cela rassurera environ trois quarts des gens. Dans le cas inverse, si un acheteur vous regarde droit dans les yeux en affirmant que la solution que vous lui proposez est trop chère, vous pourriez avoir des doutes sur la véracité de cette information...

D'autre part, n'oublions pas que le regard intense est souvent associé à une émotion de colère. Il y a aussi un risque de mettre votre interlocuteur mal à l'aise.

Regard mobile et immobile

Regarder votre interlocuteur est une action naturelle attendue par la plupart des gens. Maintenir un regard direct et prolongé sur la personne, ou droit dans les yeux, a souvent pour conséquence de la mettre mal à l'aise. Lorsque deux personnes échangent des informations professionnelles ou personnelles, que ce soit dans un cadre formel ou informel, amical ou dans un contexte plus tendu, il est tout à fait normal que le regard se balade. Celui-ci passe de l'interlocuteur au dossier, il se pose sur des éléments de la pièce, revient sur l'interlocuteur, le regarde dans les yeux, et va se poser ailleurs...

Il est tout à fait normal que le regard soit mobile lorsque deux personnes communiquent.

Des études menées dans les pays occidentaux ont montré que les femmes portent un regard direct sur leurs partenaires d'une durée plus longue que les hommes. Les études démontrent aussi que les femmes sont plus proches physiquement que les hommes lorsqu'elles communiquent avec d'autres personnes, aussi bien avec des hommes qu'avec des femmes. La communication se fait plus facilement dans la zone intime.

ASTUCE

Pour tester l'intérêt d'un homme lors d'une conversation avec une femme, David Givens suggère de calculer le ratio entre les contacts visuels lorsqu'il parle et les contacts visuels lorsqu'il écoute. Les hommes produiraient plus de contacts visuels quand ils parlent que quand ils écoutent. Dans le cadre des relations amoureuses, ce serait différent. Les hommes « intéressés » produiraient autant de contacts visuels durant la prise de parole que durant l'écoute. (Givens, 2005)

Rupture avec la réalité

Il arrive aussi parfois de voir une réaction limbique très symbolique, qui parle d'elle-même. Alors que vous êtes en pleine discussion, la négociation n'est pas forcément serrée. D'un coup, votre interlocuteur tourne la tête d'un quart de tour. Il regarde ailleurs, vous êtes sorti de son champ de vision. Son regard revient vers vous, mais pas son visage. Il vous regarde en coin. Il est même possible que, dans le mouvement, ses épaules et son torse aient aussi tourné en même temps que la tête.

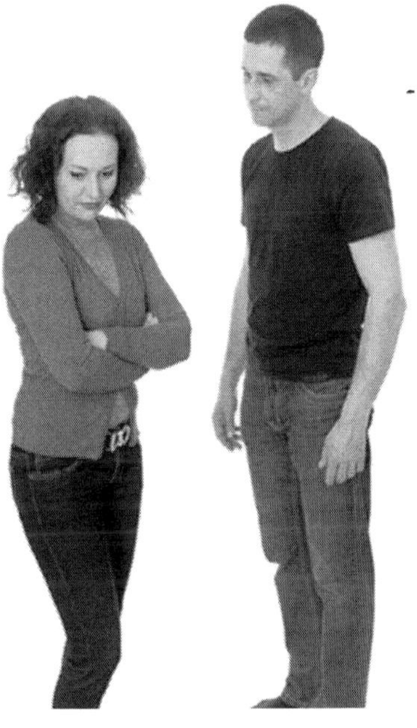

Il s'agit immanquablement d'une rupture. Pour une raison ou une autre, **votre interlocuteur ne semble plus adhérer à votre discours. Cela marque un désaccord évident.**

Son système limbique a produit une réaction de fuite et tout son corps l'a exprimé.

Si vous observez cette attitude, je vous conseille vivement de lever le pied sur la conversation en cours, afin de ramener votre interlocuteur dans un schéma de communication sain dans lequel il retrouvera sa place pour échanger. Il est temps de rétablir la confiance, pour ensuite obtenir de nouveau l'adhésion perdue. Ce n'est qu'une fois ce rapport positif établi que vous pourrez poursuivre dans la direction que vous souhaitez.

Le CLEM (**C**onjugate **L**ateral **E**ye **M**ovement)

Il peut aussi se produire un mouvement latéral rapide du regard. Les deux yeux effectuent un mouvement vers la gauche ou la droite, peu importe la direction. Le mouvement dure une ou deux secondes avant que les yeux reprennent leur position centrale et vous regardent de nouveau.

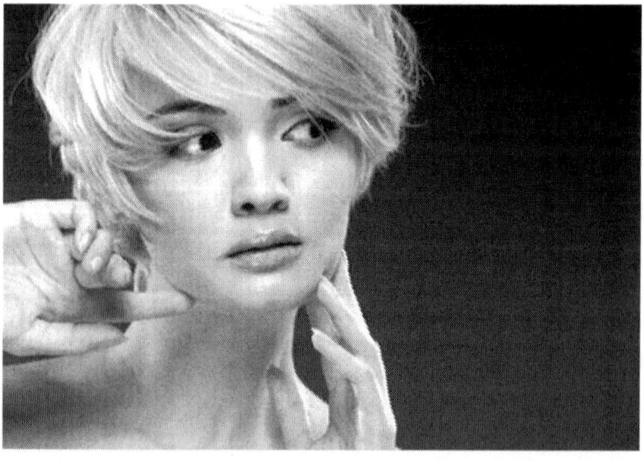

Cette attitude signifie que le cerveau de votre interlocuteur a **marqué un arrêt nécessaire au traitement de l'information**. L'information perçue (vue ou entendue) a déclenché une réaction limbique. Cet arrêt est visible par le mouvement presque instantané des yeux. Si cet arrêt survient alors que vous venez de lui poser une question, vous pouvez avoir un doute sur la réponse qui vous sera donnée. (The NonVerbal Dictionary)

On a tendance à ouvrir les yeux quand quelque chose nous plaît, et à les fermer quand la situation nous est désagréable.

Si votre interlocuteur ferme les yeux au moment d'aborder un point crucial dans la conversation, il est possible que les images que cela génère dans son esprit le dérangent. C'est une façon de se couper de la réalité. Il ne « veut pas voir » la menace. Cela est à rapprocher du geste qui consiste à placer une main ou les doigts sur les yeux, par exemple lors de la discussion d'un contrat. Il s'agit d'une forme de blocage oculaire. (Navarro, 2008, 2010)

Variation de la pupille : le mode autofocus

Il existe un détail plus subtil qui peut vous donner des indications sur le ressenti de votre interlocuteur : la variation de la taille la pupille.

La lumière n'est pas la seule cause de la variation de la pupille. Des émotions positives ou négatives peuvent aussi agir sur sa taille. Il s'agit d'un réflexe produit par une décharge de noradrénaline sous l'action du système nerveux sympathique. Ceci est bien entendu totalement incontrôlable, ce qui en fait un indicateur fiable du ressenti de la personne au moment où il se présente.

C'est donc intéressant de pouvoir repérer cet indicateur, mais qu'est-ce que cela signifie ?

Tout simplement qu'il se passe quelque chose dans la tête de la personne, qui a provoqué une réaction de son système de défense. Cela est visible dans ses yeux et probablement aussi sur d'autres parties du corps.

La pupille a tendance à s'agrandir lorsque nous ressentons une émotion positive ou une excitation.

Cela peut être le cas des relations amoureuses ou lors d'une conversation avec une nouvelle collègue...

Au contraire, en situation de tension ou de stress, lorsqu'un danger se présente, il est nécessaire de faire une mise au point visuelle sur la menace qui nous fait face. Les millions d'années d'existence reprennent le pas sur notre vie moderne. Nos réflexes ancestraux, issus tout droit de la savane africaine, sont de retour. Comme un appareil photo qui fait un focus sur le sujet à photographier, nos yeux adaptent automatiquement le diamètre des pupilles pour permettre une entrée optimale de la lumière, cela afin d'augmenter la précision de l'image. Notre cerveau peut ainsi mieux réagir.

Dans la vie de tous les jours, vous pouvez observer que les pupilles dilatées de votre collègue, qui vient de faire la connaissance de la nouvelle stagiaire, reprennent automatiquement une taille plus petite lorsque le manager arrive. Si cette réaction est perceptible chez votre mari lorsque vous le rejoignez à une fête, posez-vous des questions... Ce conseil est aussi valable pour les hommes vis-à-vis de leur femme.

Enfin, la pupille reprend sa taille normale lorsque le système nerveux parasympathique a pu rétablir l'équilibre physiologique. La personne ressent un apaisement, cela est souvent accompagné d'un relâchement musculaire, notamment au niveau du visage.

ASTUCE

Si vous aimez jouer à des jeux de société, je vous encourage à choisir des partenaires aux yeux clairs, cela facilitera la lecture des émotions. Ce n'est pas surprenant que les joueurs de poker cachent leurs yeux derrière des lunettes noires. Les regards en disent long. Une simple variation de taille des pupilles peut donner des indications sur la valeur des cartes qu'un joueur a dans la main.

Changement de la taille des yeux

Dans le cas d'émotions positives, il est fréquent de voir les yeux s'ouvrir grands, s'écarquiller. Tout se passe comme si, lorsque l'on est content, nous avons envie d'absorber un maximum de lumière afin de profiter du moment présent. Les yeux s'agrandissent en même temps que les pupilles se dilatent. Nous avons tendance à ouvrir les yeux plus grands lorsque nous ressentons une émotion positive, et à les rétrécir lorsque l'émotion est négative.

Quand l'émotion ressentie est très forte, un réflexe

d'ouverture maximale des yeux peut même apparaître. Les yeux de votre interlocuteur s'ouvrent subitement très grands, les globes oculaires apparaissent parfaitement visibles durant un bref instant. Si la personne est en colère, cela pourrait être décodé comme un signe d'attaque possible.

Les clignements

Les paupières clignent pour hydrater les yeux à un rythme de 12 à 20 fois par minute.

Des clignements significativement plus rapides que la normale montrent que la personne ressent une hausse élevée de son état émotionnel ainsi qu'une sorte de stress (ou qu'elle a mal aux yeux).

Le système limbique réagit à ce qu'il a perçu. La réaction est immédiate et ultra rapide. Elle est cependant observable.

Les battements frénétiques apparaissent sous l'effet d'une forte excitation, lorsqu'une forte charge de dopamine est libérée dans le cerveau.

Dans le cas de relations amoureuses, si vous observez ce réflexe chez la personne qui se trouve dans votre champ de vision, cela signifie que votre présence ou votre regard a déclenché chez elle une forte émotion. Cela est à rapprocher du coup de foudre. Il est temps de faire connaissance ! Nous battons aussi plus rapidement des paupières lorsque nous sommes prêts à frapper, comparativement à une réaction de fuite. (Givens, 2009)

La PNL, un mythe

La **P**rogrammation **N**euro **L**inguistique **(PNL)** a été fondée par Richard Wayne Bandler et John Grinder dans les années 70, avec l'objectif d'aider des patients.

Selon cette méthode, il serait possible d'identifier certaines pensées de vos interlocuteurs en analysant les mouvements de leurs yeux. Les souvenirs et les réflexions font appel à des circuits neurologiques complexes, rendant les mouvements des yeux totalement inconscients. Ainsi, les yeux voyagent dans toutes les directions, en haut ou en bas, à droite ou à gauche, ils se baladent au fil des pensées. Selon la grille de décodage de la PNL, il serait possible de différencier les informations fournies par une personne, selon que celles-ci sont de l'ordre du souvenir ou de la création. (Bandler, 1985)

Cette technique a été récupérée par des « chasseurs de vérité ». Ils ont rapidement vu la possibilité d'identifier l'apparition de mensonges : si les yeux sont orientés du côté associé aux souvenirs, alors que leur interlocuteur répond à une question portant sur un événement passé, c'est que cela est vrai. Si, au contraire, la personne répond à la question et que ses yeux sont orientés du côté associé à la création, alors la réponse est inventée. Il s'agirait d'un mensonge.

Qu'en est-il quelques décennies plus tard ? De nombreuses études ont été réalisées sur le sujet, notamment par le Dr Mark Frank de l'université de Buffalo, dans l'État de New York. Le Dr David Matsumoto, de l'université de San Francisco, pointe du doigt un manque de sérieux dans la théorie de l'orientation du regard. Les résultats sont clairs : il en résulte que **23 études sur 24 ont invalidé les mouvements des yeux comme indicateur permettant de détecter les mensonges.** (Humintell (b), 02/2012; Plos One, 2013) Sur un site Internet dédié à la police américaine, on peut lire un article largement documenté, qui demande aux forces de l'ordre de ne plus utiliser la PNL. (The PoliceChief, 12/2010) Cette technique n'est pas adaptée à l'identification des mensonges. Vous trouverez d'autres références sur mon blog (non-verbal.info) à ce sujet.

Je suis opposé à l'utilisation de la PNL, car il y a trop d'incertitudes. Ses applications me font peur. Certaines personnes se transforment en sorciers, capables de décrypter la moindre de vos pensées, simplement parce qu'ils ont suivi une formation de deux jours en PNL. Que penser des grands maîtres praticiens en PNL ? Chacun est libre de ses opinions. Personnellement, je choisis la science…

Les sourcils communiquent

Les sourcils s'élèvent naturellement et sans effort pendant la conversation. Ils suivent le rythme du verbal, ils accompagnent le non verbal. Quand tout va bien, ils sont hauts et détendus.

Quand une émotion négative apparaît, ils soulignent l'émotion en fronçant, comme c'est le cas pour la colère; en se liant dans le cas de la peur ou de la tristesse. La surprise les pousse anormalement haut sur le front.

Le front

À moins que votre interlocuteur ait subi une intervention chirurgicale visant à éliminer les rides, son front vous renseignera sur son niveau d'anxiété. Les plis sont provoqués par le stress. Il peut bien sûr il y avoir des plis permanents. Le comportement de référence sert à connaître l'intensité des rides avant la variation. La colère provoque des plis obliques sur le front, en accompagnement d'un regard intense; la tristesse est aussi à l'origine de plissements.

Les cheveux : notre fourrure moderne

L'une des fonctions des cheveux est de protéger du froid. Mais saviez-vous que les cheveux ont aussi une fonction de réconfort ? Vous avez déjà probablement vu votre interlocuteur se toucher les cheveux pendant la conversation, ou jouer avec une mèche et peut-être même tirer les poils de sa barbe.

Qu'ils soient tirés, caressés ou lissés, le fait d'exercer une traction sur les cheveux transmet au cerveau une information de réconfort.

Les récepteurs sensoriels situés au niveau de la peau émettent un message rassurant. Si votre collègue est victime de son âge et qu'il a perdu tous ses cheveux, il a aussi probablement l'habitude de toucher son crâne nu. Cela a pour objectifs d'activer les mêmes récepteurs sensoriels du cuir chevelu.

Mouvements de la tête

La tête peut décrire les mouvements d'avant en arrière ou de gauche à droite. Elle se tient haute ou elle est baissée. Encore une fois, cela dépend des émotions ressenties.

Les émotions positives permettent une souplesse de la tête. Les mouvements de gauche à droite dans la conversation traduisent que la personne est à l'aise. Il ne s'agit pas de signes de mensonge, comme j'ai pu le lire.

Les émotions négatives telles que la tristesse ont tendance à faire baisser la tête. Un stress lié à un inconfort peut aussi la rendre plus rigide.

D'autre part, le mépris ou un sentiment de supériorité peut aussi s'exprimer par une tête haute, accompagnée d'un regard hautain et d'un sourire en U inversé.

La tête, en résumé

Indicateur de confort

— Cou : souple.

— Menton : détendu.

— Joues : naturellement colorées, sans tension.

— Bouche : souriante, détendue, sans autocontacts.

— Nez : normal.

— Yeux : regard doux, aucune tension.

— Sourcils : hauts et détendus.

— Front : détendu, plis habituels.

— Tête : souple.

Indicateurs d'inconfort

— Cou : autocontacts, dont des massages, déglutition, rigidité.

— Menton : tensions, dents serrées, autocontacts.

— Joues : gonflements, tensions, autocontacts.

— Bouche : émotion négative ressentie : la bouche est orientée vers le bas ou tendue; ouverte dans le cas de la surprise; les lèvres sont mordues, aspirées ou léchées; bâillements, autocontacts.

— Nez : narines en mouvement; plissé.

— Yeux : regard détourné, blocages oculaires, clignements très rapides, variations des pupilles et des yeux, regard intense.

— Sourcils : bas ou liés, froncés.

— Front : plissé; accentuation des plis habituels.

— Cheveux : tirés, lissés ou caressés.

— Tête : rigide, baissée.

VOS NOTES

VOS NOTES

LA POSTURE

L'Homme, un pantin guidé par son cerveau

Un être humain est avant tout bien plus que la somme des éléments qui le composent. Nous sommes plus qu'un corps posé sur deux jambes, muni de deux bras et articulé par un cerveau non maîtrisé. Tout au long de la journée, nous adoptons des postures correspondant aux situations et en relation avec les interactions. Tantôt, notre corps est en mouvement, tantôt il se fige avant de reprendre une nouvelle pose. Nos postures sont dictées par le contexte et par l'intensité des relations. Notre système limbique influence considérablement la façon dont nous adaptons nos mouvements.

Notre état d'esprit agit directement sur notre posture. La vivacité et la tonicité des jambes, associées à une position limbique de sécurité, constituent des indicateurs montrant que notre interlocuteur a peut-être envie de se trouver ailleurs que devant vous à cet instant précis. L'axe du buste, la rigidité du cou, des bras et notamment des poignets, apportent des indications complémentaires à relier avec le verbal et le non verbal de la voix. Les réflexes de fuite ou d'agressivité sont difficiles à cacher.

La posture est une représentation extérieure de ce que la personne vit à l'intérieur.

Stress, tensions, inconforts et malaises intérieurs sont visibles dans l'apparence. À l'inverse, un confort ressenti, un bien-être et une joie de vivre sont tout aussi visibles. Le corps exprime involontairement ce que l'on ressent. Il est toujours possible d'essayer de se contrôler, mais pouvons-nous toujours maîtriser notre attitude ? Non, nous n'en sommes pas complètement capables. Nous pouvons maîtriser certains aspects de notre apparence extérieure. Certains y arrivent durant des périodes plus ou moins longues. D'autres n'y arrivent pas du tout. Au final, tout le monde finit par montrer des signes qui trahissent ce qui est vraiment ressenti. Il suffit parfois d'augmenter un peu la pression, c'est-à-dire de créer une situation génératrice de stress, pour qu'au final notre interlocuteur ne soit plus en mesure de contrôler la totalité de son comportement. Des indicateurs comportementaux feront leur apparition, tels que des autocontacts ou des tensions visibles sur le visage, les bras, les mains ou sur toute autre partie du corps. Ces tensions sont aussi visibles au niveau du tonus musculaire. Les croisements de jambes, les changements de rythme de la marche ou de la respiration, les positionnements des pieds, les tensions apparaissant au niveau des épaules... contribuent à modifier la posture.

Dynamisme et envie

Une posture droite donne une image de dynamisme et de respect de l'autre. La posture est droite lorsque le corps repose sur les deux pieds posés à plat sur le sol, la colonne vertébrale est droite, les épaules sont carrées.

Au contraire, une posture courbée laisse un sentiment plutôt négatif. Si vous donnez l'impression à votre client de porter tout le poids du monde sur vos épaules, vous lui laissez l'image d'une personne peu dynamique. Je vous rappelle que si vous représentez une entreprise, votre client associera l'entreprise à cette image de manque de dynamisme. « Nous sommes une entreprise jeune et dynamique ! »...alors, montrez-le !

En mouvement, le corps penche vers l'avant ou vers l'arrière en fonction des émotions ressenties. Les émotions positives ont tendance à accélérer le rythme du corps et la vitesse de déplacement. Dans l'exemple précédent des deux amoureux qui semblent flotter dans l'air, les émotions positives les poussent à se déplacer rapidement s'ils doivent aller l'un vers l'autre. L'axe de leur corps est incliné vers l'avant et la longueur des pas plus grande que la normale, comme s'ils couraient. Au moment de se séparer, ils semblent marcher à reculons et font des petits pas, l'axe du corps suit le mouvement.

Cette attitude est observable dans de très nombreuses situations.

Notre posture évolue en fonction de nos envies.

Quand nous avons envie de faire quelque chose ou d'aller vers quelque chose, nous sommes poussés par les émotions positives. L'axe de notre corps, ainsi que notre tête, s'incline vers l'avant. Nos pas sont plus grands, poussés par l'empressement.

L'envie nous fait avancer, le rejet nous fait reculer.

Si nous souhaitons éviter quelqu'un, quelque chose ou une situation quelconque, notre posture est généralement plus droite. Notre corps plus rigide est poussé vers l'arrière. Notre posture évolue au gré de nos envies, ce qui signifie que quand quelqu'un n'a pas envie de faire quelque chose, cela se voit.

Domination et confiance en soi

L'attitude de celui qui a envie de dominer se rapproche de la posture du coq marchant solennellement devant sa basse-cour. C'est aussi celle du sergent-instructeur qui passe en revue ses troupes. Fier de sa position, il bombe le torse, écarte les jambes, ses gestes sont larges, il parle fort et n'hésite pas à étendre son territoire sur celui des autres. Il se penche en avant vers ses interlocuteurs, car il domine. Il est sûr de lui et tout son corps l'exprime. Le gorille tape sur sa poitrine et écarte les bras, montrant ainsi son torse à l'adversaire, il n'a pas peur. L'agent de sécurité place les mains sur ses hanches, c'est lui l'autorité. Il semble aussi plus large pour ceux qui le regardent. Le mâle dominant se penche en avant vers l'autre, il n'a pas peur, car il le domine. Dans un groupe, il a tendance à se trouver au milieu des autres. Les gestes larges et dominants sont souvent accompagnés d'une voix forte. Tout le corps transmet le message : « Je suis le chef ».

Lorsqu'il est assis, les gestes larges peuvent envahir le territoire des autres. Placer ses pieds en avant vers l'interlocuteur, c'est le restreindre d'une partie de territoire. Par ce comportement, le dominant étend sa bulle et par conséquent, il affirme une sorte de manque de respect pour l'autre. On peut trouver sur Internet des photos de George Bush ou de Barak Obama assis dans le bureau ovale, les deux pieds posés sur le bureau. Ils dominent leurs interlocuteurs par cette position, qui peut à première vue sembler être de la décontraction.

À l'inverse, **la posture du dominé est plus petite, plus étroite.** La personne semble serrée sur elle-même. Les jambes serrées et les bras croisés témoignent d'une attitude de faiblesse, que la personne soit assise ou debout.

Par contre, une personne assise avec les jambes croisées et les bras souples se déplaçant librement, montre qu'elle est à l'aise. L'attitude n'est pas la même.

En perte de confort

Les balancements, de gauche à droite ou d'avant en arrière, sont proches des attitudes de bercement qui apaisent les jeunes enfants. Comme s'ils voulaient retrouver un état de bien-être proche de celui qu'ils connaissaient quand ils étaient in utero, les bercements contribuent à rétablir un état de confort.

Ils sont souvent accompagnés d'autocontacts, de frottements et de pressions. À ceux-ci peuvent s'ajouter des réajustements tels que tirer sur une veste ou sur une chemise, réajuster sa cravate, effacer une poussière imaginaire, jouer avec ses cheveux ou avec tout autre accessoire personnel, et même réorganiser inutilement des objets de son bureau.

Tous ces comportements trahissent un inconfort. Le stress est aussi visible par les mouvements frénétiques que peuvent exercer les doigts. Cependant, ce n'est pas toujours simple à observer. Pour faciliter l'observation, vous pouvez proposer à votre interlocuteur d'écrire. Le stylo qu'il tient dans la main oscillera comme l'aiguille d’un oscilloscope s'il est tendu. La présence du stylo ne changera rien aux gestes, si ce n'est qu'il en facilitera l’observation.

La mise en valeur

Il est possible que vous voyiez votre interlocuteur se grandir. S’il est debout, il se hisse sur la pointe des pieds à un instant de la conversation où un point qui l’intéresse est abordé. Il a envie de se mettre en valeur, et tout naturellement, il se fait plus grand. Une personne assise a tendance à se redresser sur sa chaise. D'ailleurs, dans une réunion où tout le monde est assis, vous pouvez remarquer que certaines personnes ajustent leur siège de façon à être plus hautes que les autres. C'est d'ailleurs parfois amusant de constater que toutes les personnes assises à une table ont plus ou moins la même taille, mais quand elles se lèvent, certaines sont presque aussi hautes debout que lorsqu'elles étaient assises. Leur force de conviction et leur crédibilité sont renforcées par leur gain en hauteur.

La mise en valeur touche d'autres aspects de notre apparence visuelle.

Selon le site MBAprograms.org, 81% des Américains mentent à propos de leur taille, de leur poids et de leur âge sur les sites Internet de rencontre.

Les femmes

– Elles disent être 8,5 livres (presque 4kg) plus légères que leur poids réel

– Leurs photos de profil auraient été prises en moyenne un an et demi plus tôt

Les hommes

– Ils se décrivent comme étant 2 livres (presque 1kg) plus légers

– Ils utiliseraient une photo datant en moyenne de 6 mois.

Retrouvez plus de chiffres: Goulard, 2013; Fisher, 2010

En rythme avec les émotions

Un autre élément à observer est le rythme de la respiration. Quand on est détendu, la respiration a un rythme naturellement calme et régulier.

Toute variation dans le rythme est une indication du ressenti d'une émotion positive ou négative.

Cette émotion est suffisamment importante pour solliciter une action du système nerveux sympathique.

Un rythme anormalement rapide est à mettre en

relation avec une émotion forte. Au contraire, si la respiration est très lente, il est possible qu'il s'agisse d'une tentative de contrôle. Votre interlocuteur a ressenti une émotion ayant provoqué une accélération de la respiration, il tente en vain de la contrôler, probablement pour éviter que vous vous en aperceviez et pour garder son calme.

En cas de ressenti d'une forte émotion telle que la peur, la respiration peut être retenue, temporairement bloquée. Un soulagement provoque un relâchement de la respiration, visible par une expiration parfois longue et profonde. Le menteur qui a réussi à raconter le mensonge qu'il avait préparé ressent soudainement un relâchement : « Ouf ! » Ce type de relâchement est associé à des émotions négatives.

ASTUCE

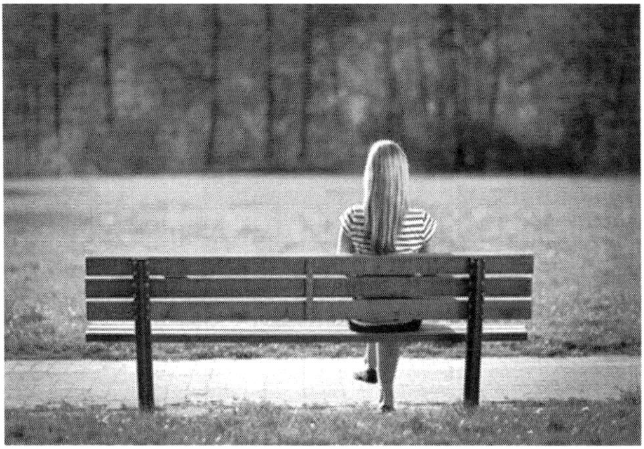

Si vous vous baladez dans un parc et que vous voyez une personne assise seule sur un banc en train de lire, vous pouvez avoir une idée de son état d'esprit sans même lui avoir adressé la parole.

– La personne est assise au milieu du banc, ses jambes sont écartées et au moins un bras recouvre le dossier du banc.

Elle a envie de rester seule. Le banc lui « appartient », c'est son territoire.

Même chose, si elle est assise au même endroit avec les jambes étendues vers l'avant, croisées ou non. Elle étend son territoire.

– Elle est assise au milieu du banc, ses jambes sont croisées ou droites l'une contre l'autre, ses bras sont serrés, elle est peut-être en train de lire. Son attitude ne montre pas de volonté de domination.

Vous pouvez vous asseoir d'un côté ou de l'autre, il est probable qu'elle ne tourne même pas la tête. Il est possible que cette personne se soit assise à côté d'une autre qui a quitté le banc. Elle n'a pas changé de place lorsque cette dernière est partie.

– Elle est assise à une extrémité du banc, peu importe laquelle. Ses gestes sont courts, ses bras sont croisés ou en mouvement, ses jambes sont croisées ou posées sur le sol.

La place est disponible pour un nouvel arrivant, elle ne souhaite pas se réserver le banc pour elle seule.

Si sa position indique la domination, alors qu'elle est assise au même endroit, vous pouvez essayer de vous asseoir à l'autre extrémité du banc, mais évitez de vous approcher trop près d'elle.

Je vous conseille de garder un œil discret sur votre voisin de banc. Si vous avez pu observer une micro expression de colère au moment où vous êtes arrivés près d'elle, il est préférable de passer votre chemin et de trouver un autre banc. Certaines personnes peuvent être dangereuses, méfiez-vous.

À VOUS DE JOUER

Vous allez profiter de la prochaine occasion pour analyser la posture et le comportement de l'un de vos amis. Il peut s'agir d'un collègue, d'un membre de votre famille ou d'un ami quelconque.

Dans cette situation, vous serez debout face à lui. Il s'agira d'entretenir une conversation à propos d'un sujet qui doit impérativement l'intéresser. Le lieu n'a pas l'importance. Il peut s'agir d'une conversation pendant un dîner de famille, durant un cocktail professionnel ou à l'occasion d'une pause à la machine à café. Le principal est d'être debout face à votre ami et d'aligner votre posture sur la sienne. Vous devez vous trouver dans l'axe de son corps. Vos épaules et votre buste sont faces aux siens. Vos pieds se font face, ils sont alignés pointes contre pointes.

Tout à coup, vous repérez un collègue, ou une autre personne, à quelques mètres de vous.

Vous montrez que vous êtes content de le voir et vous vous tournez vers lui. Tout votre corps se tourne et au moins l'un de vos pieds s'oriente vers votre collègue pour l'accueillir dans le groupe.

Observez maintenant les pieds de votre ami : ses pieds parlent pour lui. S'il souhaite accueillir votre collègue, au moins l'un de ses pieds s'orientera vers lui. Au contraire, s'il préfère l'éviter ses pieds resteront dans votre direction. Bien sûr, tout son corps et son visage peuvent exprimer une vraie fausse joie de le rencontrer. Par contre, ses pieds trahiront son mensonge non verbal. En ce sens, les pieds peuvent être utilisés comme une boussole.

La posture, en résumé

Indicateurs de confort

— Gestes souples, larges.

— Respiration calme.

Indicateurs d'inconfort

— Posture rigide.

— Balancements, bercements.

— Gestes saccadés.

— Bras et jambes serrées, proches du corps.

— Autocontacts.

— Tremblements.

— Tensions sur le visage, dans les mains ou les pieds.

— Respiration saccadée, rapide ou anormalement longue, bloquée ou relâchée.

Autres Indicateurs

— Dominer ou se mettre en valeur: se grandir; élargissement de la posture et des gestes, souvent accompagnés d'une augmentation du volume de la voix.

VOS VÊTEMENTS ET VOS ACCESSOIRES VOUS TRAHISSENT

Quel joli plumage !

Dans la nature, il est nécessaire de se différencier des autres pour attirer les femelles. Que ce soit en arborant un beau plumage, comme les oiseaux, ou en montrant par la force, à l'ensemble de la meute, que l'on est le plus fort. Les humains ont besoin de se distinguer pour sortir du lot, comme tous les mammifères. Une opération séduction passe toujours par une mise en avant, en vue d'être remarqué par d'autres. Quand dans un groupe, une personne veut que d'autres la voient, elle modifie son comportement et son aspect extérieur.

Cela me rappelle l'avant-débat des élections primaires du parti socialiste français en 2011. Parmi un groupe d'hommes politiques, une femme était nettement plus visible que tout le monde : Martine Aubry. Elle était candidate pour représenter le parti socialiste aux élections présidentielles de 2012. Ce jour-là, Martine Aubry était habillée en rouge. On ne voyait qu'elle. Tel un paon mâle qui fait la roue pour séduire sa femelle, sa veste rouge la mettait fortement valeur.

Potentiellement, tous les accessoires sont bons pour mettre une personne en valeur. Une femme qui a envie de séduire un homme exagérera peut-être sur la quantité de parfum utilisée ou insistera un peu plus sur le rouge à lèvres. Un adolescent utilisera le bruit de son scooter pour amplifier son caractère masculin fraîchement acquis et renforcer l'effet de la testostérone sur les sens de la jeune fille qu'il convoite. Peut-être qu'il évitera de se raser pendant plusieurs jours afin de laisser apparaître les quelques poils qui poussent sous son nez. Plus tard, il fera vrombir le moteur de sa voiture sur le parking du restaurant où il a invité sa prétendante. Si, en sortant de chez vous, vous apercevez une voiture qui roule lentement avec les vitres ouvertes et le volume de la musique anormalement fort, vous pouvez vous dire que cette personne essaye d'attirer l'attention. Le message est : « regardez-moi, je suis là ».

Les fans de tuning modifient leur voiture pour la mettre en valeur, mais ne cherchent pas à modifier seulement la voiture. La modification de la carrosserie par l'ajout d'éléments, comme une aile arrière ou des accessoires complémentaires, donne l'impression que la carrosserie de la voiture est plus grande et plus large. Les modifications apportées à un objet personnel, dans le but de le faire grandir ou grossir, sont des indicateurs que le conducteur a besoin d'exister. En ajoutant des effets qui donnent une impression de puissance au véhicule, ils essayent de modifier la perception que les autres ont d'eux. Le même effet peut être recherché avec un chapeau ou une casquette. Quand vous croisez un groupe de jeunes avec des casquettes à peine posées sur la tête, rétrécies au maximum comme si elles étaient trop petites pour la tête, vous vous trouvez devant des personnes qui ont besoin de se grandir. La casquette n'étant pas enfoncée, son propriétaire gagne quelques centimètres, du moins visuellement pour les autres.

Chez les primates comme chez d'autres mammifères, le mâle dominant est plus grand et plus fort. Son rugissement fait trembler les autres membres du groupe. Le comportement est identique lorsqu'il s'agit de modifier une voiture et de faire rugir le moteur.

Une voiture de tuning peinte dans une couleur vive (jaune criard, rose fuchsia, ou toute autre couleur flash) a pour objectifs d'attirer le regard et de sortir du lot.

Ce changement de couleur ou de forme se retrouve aussi dans les coiffures. Vous connaissez peut-être une dame, fraîchement divorcée, qui durant toute sa vie vous a semblé quelque peu « coincée ». Vous pourriez être surpris de constater que la nouvelle divorcée adopte un look plus jeune, en n'hésitant pas à se couper les cheveux et à les colorer dans une couleur vive. L'opération séduction est la même.

Les cheveux sont chez l'Homme ce que les plumes sont chez l'oiseau : une parure. Bien sûr, les plumes servent à se protéger du froid et à voler. Elles jouent aussi un autre rôle : séduire un partenaire. Durant la saison des amours, les oiseaux font la cour en arborant leur plus beau plumage, souvent agrémenté d'un chant plus ou moins complexe en fonction des espèces.

Chez les humains, la coiffure joue aussi un rôle dans le processus de séduction.

Alors que les oiseaux se lissent les plumes pour améliorer l'aspect de leur plumage, les mammifères se brossent les poils et les humains se lissent les cheveux. Le principe est le même.

ASTUCE

Si la personne face à vous vous observe en passant les mains dans ses cheveux, en les lissant, il y a des chances pour que vous lui plaisiez.

Cela n'est pas valable à 100 %, elle est peut-être en train de réfléchir à quelque chose totalement indépendant de votre présence ou plongée dans ses souvenirs. Il est possible que ce geste soit relatif à ses pensées à cet instant précis. Néanmoins, si elle change de comportement au moment où vous arrivez vers elle, et qu'à ce moment apparaît le lissage des cheveux, alors vous pouvez vous dire que cela est peut-être en relation avec vous.

Si vous adoptez ce comportement, c'est-à-dire passer plusieurs fois votre main dans les cheveux lorsque vous êtes en conversation avec une personne, et observez qu'elle réagit en adoptant la même attitude, alors il y a de fortes chances pour que la communication entre vous soit très positive. Vous êtes synchronisés l'un à l'autre.

À l'inverse, lorsque quelqu'un a envie de rester discret, il aura tendance à tout faire pour ne pas se faire remarquer.

Son langage non verbal étant synchronisé à ses pensées, son envie de disparaître sera bien visible.

Il portera des vêtements sombres et tentera de se fondre dans le paysage. Il aura tendance à longer les murs et évitera de marcher au milieu de la rue ou du couloir. Ses pas et ses gestes seront plus petits et moins larges que la normale. Il s'empêchera de parler fort pour éviter que les autres le remarquent. Il évitera aussi les contacts avec les personnes trop visibles, comme celles qui parlent fort et font tout pour se faire remarquer.

Quand une personne a envie de disparaître, soit parce qu'elle est gênée, soit parce qu'elle a vraiment envie d'être ailleurs, elle a aussi **tendance à baisser la tête ou à la rentrer dans les épaules.**

Dans tous les cas, l'attitude sera opposée à celle qui consiste à être sous le feu des projecteurs.

C'est écrit sur vos vêtements

Les habits et les accessoires que nous portons sont comme des drapeaux que nous agitons devant les autres. Ils ont plus qu'une simple fonction utile, telle que nous protéger du froid ou de la pluie. Les habits et les accessoires transmettent un message par eux-mêmes. Leurs formes, leurs couleurs et leurs fonctions ont une connotation différente. Ils transmettent des valeurs ou des idées. Ils nous rattachent à une classe ou à un groupe.

Les vêtements ajoutent une connotation spécifique à nos messages et teintent nos relations aux autres.

Tous les habits et les accessoires ne se valent pas, dans le sens où certains sont plus adaptés que d'autres en fonction des situations et des personnes présentes. Les vêtements et les accessoires sont des indicateurs de statuts sociaux. Ils marquent ou non le respect, ils aident ou non à la communication. Ils peuvent faire passer un message par eux-mêmes, sans que nous en soyons conscients. Ils peuvent être en totale contradiction avec le message principal que nous souhaitons transmettre.

Ils peuvent révéler l'état d'esprit de votre interlocuteur.

Une tenue de sport est associée à la sphère privée, par opposition aux costumes qui sont réservés au milieu professionnel. Sans tomber dans l'interprétation excessive, une simple observation de la taille de la veste (ajustée, trop longue ou trop courte), assortie ou non aux autres accessoires (cravate, chemise, chaussettes) peut donner des indications sur le soin apporté par la personne à sa présentation.

De manière générale, nous avons tendance à soigner notre présentation lorsque nous rencontrons des personnes que nous considérons comme importantes à nos yeux.

Cela inclut les chaussures et les accessoires tels que les bijoux, y compris la montre.

Que faut-il penser de nos interlocuteurs qui se présentent à un rendez-vous en ayant négligé leur apparence ? Nous vivons dans un monde où l'image est importante et la première impression est bien souvent cruciale. Nous sommes conditionnés à respecter ce critère. Si vous vous rendez à un speed-dating habillé en chasseur du dimanche matin, ne vous étonnez pas si vous chassez tout le monde... De même, un conseil d'administration ne se gère pas en jeans et en chaussures de sport.

Je vous encourage à regarder les chaussures de vos interlocuteurs. De même que les réactions des pieds sont souvent négligées, peu de personnes prennent soin de leur apparence. Parfois, on a l'impression que notre interlocuteur a pris soin de tout ce qui est visible à plus de 10 centimètres du sol. Il est bien coiffé, rasé de près ou maquillé pour les dames, ses vêtements sont choisis avec soin, mais les chaussures sont sales, pas cirées et parfois même déchirées.

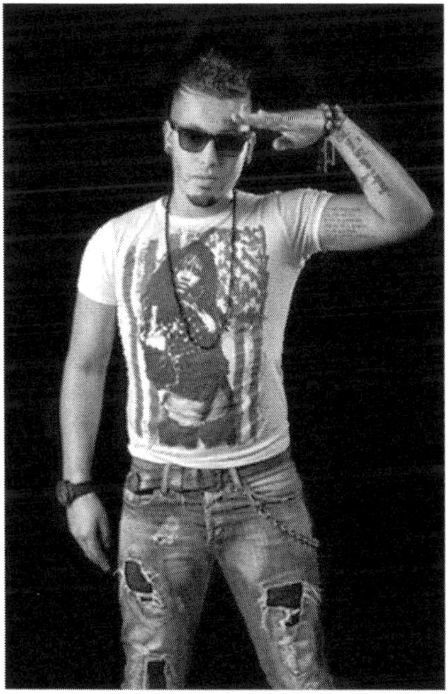

Les marques et les sigles transmettent des valeurs caractéristiques d'une culture et d'un mode de vie.

Ils nous ramènent aux groupes auxquels nous appartenons, ou auxquels nous souhaitons appartenir. Certains accessoires comme des casquettes ou des emblèmes culturels portés par des stars du showbiz nous rapprochent d'une culture ou d'un monde qui nous attire. Stars du rap ou du Heavy Metal, les vêtements varient, les accessoires aussi. Les fans adoptent leur look, leurs couleurs et leurs emblèmes, ils reproduisent aussi leurs gestes. Petites, les filles sont habillées en rose comme Barbie, leur idole. Les petits garçons et les adultes portent les maillots de leur équipe de football favorite. Les exemples sont très nombreux.

Je trouve ce comportement amusant, car tous ces jeunes qui veulent être modernes, et se différencier de leurs aînés, reproduisent les mêmes schémas que leurs parents une génération plus tôt. Au Moyen Âge aussi, les clans adverses arboraient les couleurs de leur roi et les styles vestimentaires de la région où ils habitaient. Quelle modernité !

Une envie de rébellion ou de séduction ?

Si dans votre entreprise, il est de rigueur de porter un costume et une cravate, vous pouvez vous demander pourquoi certaines personnes retirent leur cravate et adoptent un style vestimentaire différent de ce qui leur est demandé. Il est possible qu'ils aient envie d'assouplir un peu la règle. Ils sont peut-être aussi en désaccord avec leur hiérarchie, et ce changement vestimentaire est une façon de faire passer un message.

J'ai aussi pu observer des changements de style vestimentaire chez les personnes qui sont en rébellion contre le système établi. Ils retirent leur cravate et remontent les manches de leur chemise avant la réunion. Ce sont souvent eux qui, au cours de l'échange, marquent un désaccord. Un autre exemple : tous les jours de la semaine, votre mari est relativement bien habillé. Le jour de votre anniversaire de mariage ou de la Saint-Valentin, il arbore sa plus belle tenue de jogging, son pull fétiche de l'université et ses chaussures de sport qu'il avait à 18 ans quand il était célibataire. Il est temps de vous poser des questions...

Au contraire, si vous remarquez que votre partenaire a consacré du temps pour prendre soin d'elle; qu'elle est bien coiffée et maquillée; que ses vêtements ont été choisis avec soin et qu'elle porte de jolies chaussures; il y a peut-être une intention de séduction. Les oiseaux soignent leur plumage comme les mammifères soignent leur pelage, dans le but de séduire. Les vêtements et les accessoires ont leur importance, car ils communiquent à notre insu.

Les variations vestimentaires sont à mettre en relation avec les variations comportementales.

Le comportement de référence doit donc aussi tenir compte des habitudes vestimentaires de votre interlocuteur.

Les vêtements, en conclusion

— Les habits et accessoires transmettent des valeurs : ils montrent l'envie d'appartenir à un groupe ou une culture.

— Ils peuvent indiquer une envie de se rebeller ou de séduire.

— Ils sont en relation ou non avec la situation. Ils peuvent être complètement décalés.

— Ils peuvent servir à se mettre en avant ou à s'effacer.

Une personne qui a « envie d'exister » pourrait changer des détails dans son style en accentuant la présence de couleurs voyantes ou d'accessoires la différenciant des autres personnes.

À l'inverse, les personnes timides, discrètes ou voulant se mettre en retrait, préféreront les habits sombres et discrets, ainsi que les accessoires qui n'attireront pas le regard des autres.

— Ils servent à renforcer des caractéristiques de genre :

Mise en valeur du côté masculin chez les hommes. Les vêtements peuvent renforcer la perception de force et de puissance. Exemple : les épaulettes augmentent la largeur des épaules, les grosses chaussures accentuent l'impression de poids et de puissance, etc.

Renforcement des caractéristiques féminines chez la femme. Les vêtements peuvent augmenter la sensualité. Exemple : ceinture resserrant la taille, les chaussures à talons augmentent la perception de souplesse et de finesse, etc.)

— La mode et les styles vestimentaires associés à des professions, ou à des groupes, influencent la façon de se vêtir.

En suivant la mode, les gens finissent par se ressembler. Et ceux qui décident de ne pas la suivre adoptent tout de même un peu le mouvement malgré eux. S'ils ne le faisaient pas, ils seraient trop en décalage avec le reste de la population de leur région d'habitation. Imaginez-vous faire vos courses au supermarché en étant habillé comme au Moyen Âge…

Au-delà de la mode ou des habitudes vestimentaires de chacun, il est important d'analyser les variations dans le style. Les modifications sont intéressantes à observer. Le style vestimentaire doit donc faire partie du comportement de référence. L'analyse doit alors porter sur une durée suffisamment longue pour permettre de connaître le style vestimentaire de la personne.

VOS NOTES

INTERACTIONS AVEC L'ENVIRONNEMENT

L'observation et l'analyse des comportements des personnes dans l'espace (l'environnement) peuvent apporter beaucoup d'informations sur leur personnalité et leur état émotionnel.

En plus de l'observation du comportement, il faut s'intéresser à la façon dont elles interagissent sur leurs environnements. Chaque environnement a une fonction précise qui répond à une logique d'organisation. Nous organisons nos espaces en fonction des besoins. À l'instar d'une maison où chaque pièce a une fonction particulière, les bureaux d'une entreprise ou les locaux d'un centre de loisirs sont organisés de façon fonctionnelle et réfléchie pour répondre à des besoins et permettre les relations entre les individus.

L'environnement intime

Chaque personne dispose d'un environnement intime accessible à tout moment. Cette bulle est tellement proche de notre corps que **nous pouvons atteindre tout ce qui s'y trouve d'un mouvement bref et rapide des doigts, sans faire d'effort.**

C'est précisément ce que font les personnes stressées ou en manque de confort : elles touchent, frottent, grattent, caressent les objets à disposition dans leur environnement intime.

Cela nous arrive tous. Sauf si vous êtes attaché au mur avec des menottes, vous devriez pouvoir vous gratter ou toucher vos vêtements.

Une version moderne consiste à prendre son Smartphone ou sa tablette pour vérifier l'arrivée d'un nouvel e-mail, ou mettre à jour son statut sur l'un des nombreux réseaux sociaux. Si le téléphone est dans la poche, il suffit de le prendre, d'appuyer sur un bouton, de caresser l'écran, de tapoter dessus... Ce geste est à rapprocher des attitudes de grattages et de frottements relatifs aux besoins de réconfort.

Le cas des vêtements

À moins d'avoir 3 ans et d'être habillés par nos parents, nous nous vêtissons avec des vêtements que nous avons choisis. Ces vêtements sont adaptés, ou non, au contexte. On peut comprendre qu'un ouvrier porte des vêtements de travail résistants et offrant tous les atouts en terme de sécurité. On comprendra moins qu'un cadre se présente à un comité de direction avec des chaussures de sécurité.

Tous les accessoires et objets se trouvant dans notre environnement intime sont souvent là par choix. Sauf si ces objets sont purement fonctionnels et nécessaires pour l'exercice d'une fonction.

À côté des obligations liées au travail, il y a l'influence de la personnalité. Notre personnalité influence nos choix dans bien des domaines. Cela est visible dans la sélection des vêtements et des accessoires qui nous entourent. C'est d'autant plus visible dans l'environnement personnel.

L'environnement personnel

L'environnement personnel est composé d'objets du quotidien avec lesquels nous ressentons un certain confort. Son observation peut vous apprendre énormément de choses.

Outre le fait de permettre à la personne de travailler, il y a aussi un apport personnel, une touche humaine ajoutée à la dimension purement organisationnelle du lieu.

Cela me rappelle une cliente que j'ai rencontrée il y a quelques mois. Quand je suis arrivé dans l'entreprise, j'ai été reçu par l'hôtesse d'accueil. Elle m'a proposé un siège et un café en attendant que sa collègue vienne me chercher. Cet espace est un lieu de passage, typique des environnements impersonnels des grandes entreprises. J'ai été reçu par ma cliente dans un bureau relativement petit. Il était meublé et organisé de façon à optimiser le travail. Il y avait une table, deux chaises, un meuble avec une imprimante et une armoire. Rien de surprenant, le style est classique. Ce qui l'est moins, c'est la décoration de son poste de travail. Elle a créé un environnement personnel confortable qui répond à ses goûts. En effet, le bureau était décoré de petits accessoires roses de la marque Hello Kitty. Elle était aussi vêtue de rose. Les petits chats l'accompagnent dans son travail quotidien !

Face au côté informel et souvent froid des bureaux et du monde professionnel, beaucoup de personnes ressentent le besoin de personnaliser leur espace de travail.

Cela contribue au bien-être quotidien. L'employé qui s'assoit à ce bureau ressent l'impression d'être un peu chez lui. Par contre, un autre collaborateur, qui travaillerait à ce poste de travail, aurait l'impression d'être sur un autre territoire.

En marquant son territoire de la sorte, nous indiquons aux autres où se situent les limites de notre espace.

Les goûts font partie de notre personnalité, ils nous guident dans nos choix. Ainsi, nous avons parfois envie de décorer un bureau, ou un salon, selon nos goûts et notre personnalité, sans tenir compte du côté fonctionnel du lieu. Nous décorons à un moment précis et nous faisons évoluer la décoration dans le temps. C'est la même chose pour notre look.

Modification de l'environnement

Certaines personnes décident de changer d'apparence (coiffure, style de vêtements, lunettes...) du jour au lendemain. C’est la même chose pour le mobilier et les lieux dans lesquels nous évoluons.

Espace intime ou personnel, nous pouvons les faire évoluer pour les adapter à notre vie et à nos idéaux. Nous faisons moins facilement évoluer les espaces partagés avec d’autres personnes. Toute modification ayant un impact sur les autres. Quant aux espaces publics, nous ne pouvons y apporter que de faibles changements.

Quand vous constatez une modification soudaine de l'environnement de votre interlocuteur, cela est souvent lié à son humeur et aux émotions ressenties. Soit il a envie de modifier son environnement; soit il le fait inconsciemment dans un moment d'inconfort.

Les émotions positives peuvent le pousser à changer des éléments de son quotidien. Cela consiste généralement en une amélioration en qualité ou en apparence.

S'il est de mauvaise humeur ou dépressif, ou s'il ressent une quelconque émotion négative, il est possible qu'il ait dégradé son environnement.

Que les émotions ressenties soient positives ou négatives, les modifications sont visibles.

L'environnement public se caractérise par de grands espaces que nous traversons sans jamais vraiment nous y attarder. Nous nous y déplaçons au fur et à mesure de nos besoins. Il peut aussi arriver de s'asseoir tranquillement sur un banc au soleil, mais cela est souvent limité dans le temps. Certains utilisent des petites portions de cet environnement pour leur lieu de travail, par exemple les artistes de rue et les dealers.

En règle générale, nous évitons de nous y faire remarquer. Certains opèrent tout de même des modifications de l'environnement public qui ne passent pas inaperçues. Et c'est le but recherché !

Prenons l'exemple d'un jeune qui roule en scooter. Il modifie l'environnement public le jour où il transforme la place de village en circuit. Au départ, son comportement était calme. Avec l'arrivée du printemps et les déversements hormonaux, son comportement évolue comme celui des autres mammifères qui veulent se faire remarquer. Et comme il a envie de montrer qu'il est un mâle dominant, il a bricolé le moteur de son scooter pour que celui-ci fasse encore plus de bruit. Le moteur ronflant, les gaz d'échappement et la perception visuelle qu'il laisse auprès des jeunes adolescentes de son âge ajoutent encore plus de crédibilité aux quelques poils au menton qu'il évite de raser. Son comportement transmet une information importante pour lui : « regardez-moi ». L'ensemble de la communication non verbale du jeune mâle, subissant les déversements de testostérone, se veut être un message de force et de puissance. Il veut être remarqué.

Bref, les modifications émotionnelles sont perceptibles en observant le comportement en relation avec l'environnement.

Le non verbal est partout. Nos envies et nos émotions contribuent à le modeler.

TROIS PERIODES A ANALYSER

Notre interlocuteur peut modifier son environnement avant notre rencontre, au cours de la relation et à la fin de l'entretien. Il peut aussi le modifier après notre départ, mais dans ce cas on ne le saura pas.

1- Avant l'arrivée, donc avant l'interaction.

L'observation de son environnement intime nous renseigne sur son état d'esprit au moment de la rencontre.

Un candidat se présentant à un entretien de recrutement mal rasé et habillé en tenue de sport sera perçu comme peu motivé pour travailler. Cet exemple est facile à comprendre.

Alors pourquoi certaines personnes adoptent-elles un style vestimentaire négligé quand elles se rendent à des rendez-vous professionnels ? Veulent-elles faire passer un message ?

D'autres le font inconsciemment, guidés par leurs émotions. Dans les deux cas, le message émis est « Je n'ai pas envie d'être là ». Une réunion ou un entretien se prépare un minimum. Le non verbal parle pour eux.

Autre exemple : vous avez rendez-vous avec un ami ou une relation professionnelle à une heure très précise. Vous avez appelé pour confirmer votre rendez-vous une demi-heure plus tôt. Quand il vous accueille à son bureau, ou dans son salon, vous constatez un certain désordre, c'est peut-être sale et non rangé. Quel est le message ? Votre interlocuteur savait que vous veniez, vous l'avez appelé 30 minutes plus tôt. Cela lui laissait un peu de temps pour ranger un minimum. Qu'a-t-il fait, à part repousser mentalement l'heure de votre arrivée ?

Ordre et désordre environnemental

Quand une personne est consciente que le temps et l'efficacité sont précieux, son espace de travail est souvent dégagé et propre. Il y a peu d'objets, ce qui permet de trouver rapidement ses documents et de poser d'autres choses si nécessaire. S'il porte une montre, cela peut indiquer qu'il a conscience de l'importance du temps. À moins que ce soit par coquetterie.

Cependant, certaines personnes sont toujours désordonnées, même si elles ont conscience de l'importance du temps et de l'efficacité.

Votre observation et votre analyse seront forcément différentes si vous êtes dans la sphère privée ou professionnelle.

Pour ce qui est de l'environnement partagé, les règles de savoir-vivre dans les pays occidentaux demandent de ranger un minimum notre lieu d'habitation avant de recevoir de la visite. Il n'est pas nécessaire d'en faire trop, mais il y a tout de même un minimum attendu. Entre un joli nid décoré et un appartement poubelle, il y a une différence dans le message communiqué.

Une amélioration de l'aspect de l'espace partagé qui serait intervenue avant votre arrivée indique que la relation est importante pour votre interlocuteur. C'est pourquoi il est important de tenir compte de l'environnement au moment d'établir le comportement de référence.

En plus des objets fonctionnels, notre espace personnel contient aussi des choses que nous utilisons fréquemment ou que nous apprécions.

Vous pouvez vous poser des questions sur l'organisation de l'environnement personnel de votre interlocuteur en temps normal, ainsi que sur ses modifications avant votre arrivée.

– Quels sont les objets présents ?

– Quelle est leur nature ?

– Ont-ils une utilité, ou une inutilité dans cet espace ?– Permettent-il plus d'efficacité, ou au contraire contribuent-ils à faire perdre du temps ?

– Sont-ils rangés ou en désordre ?

– Y a-t-il des éléments en vrac, sans ordre apparent ?

– Pourquoi l'espace personnel est-il aussi dérangé ?

– Est-ce que tous les éléments de l'espace personnel sont logiques ?

Ensuite, il y a les changements : qu'est-ce qui a été organisé avant votre arrivée ?

2- Pendant la relation

Il est possible d'observer de nombreux mouvements et déplacements d'objets au cours de la conversation. Ses mains, et tous les gestes involontaires parlent pour lui.

Les contacts répétés avec des objets proches peuvent signaler un besoin de réconfort.

On ne s'intéresse plus seulement aux gestes et aux contacts entre l'individu et les différents objets, mais aussi aux déplacements d'objets dans les différents environnements.

Si au cours d'une négociation, vous voyez votre fournisseur construire un mur entre vous et lui, à l'aide d'objets se trouvant sur le bureau, il y a des chances pour qu'il ait envie de se protéger. Le fait de placer une série d'objets devant lui correspond à un besoin de protection ou de prendre une distance. (Navarro, 2010)

Bien sûr, si votre interlocuteur dirige un couteau vers vous, il a sûrement quelque chose à vous reprocher ! Cela paraît évident pour tout le monde.

Par contre, ce qui est moins évident, ce sont les **déplacements subtils** tels que le fait de poser ses lunettes devant lui lorsqu'un sujet délicat est abordé. Ce faisant, il utilise ses lunettes comme une barrière. Vous pouvez aussi vous demander pourquoi il a subitement envie d'aller chercher un document ou un objet se trouvant à 2 mètres de vous.

Si cela se produit à un moment crucial de la conversation, il est possible qu'il ait envie de s'éloigner de vous. S'il est debout, il est même possible qu'il tourne le dos en répondant à une question. **L'objet est un prétexte pour prendre une distance dans la conversation.**

Les déplacements se produisant au cours de la relation peuvent vous indiquer si l'interlocuteur est en accord ou non avec ce qui se dit.

3 Questions

Je ne vais pas énumérer ici tous les déplacements d'objets possibles, ce serait vraiment fastidieux.

Par contre, vous pouvez garder ces 3 questions en mémoire :

– Quels sont les objets qu'il touche souvent (peut-être frénétiquement) ?

– Quels sont les objets sur lesquels son regard se porte le plus souvent ?

– Réalise-t-il des gestes « irréparables » sous l'action du stress? (Exemples : casser son stylo, renverser son verre d'eau, renverser sa poubelle...)

3- À la fin de la relation

À la fin d'une réunion ou d'un simple rendez-vous, les comportements des uns et des autres évoluent. Celui qui est peu impliqué dans la réunion, ou qui a des préoccupations concernant la suite de son activité de la journée, a une attitude différente de celui qui a envie de poursuivre l'entretien.

Que penser de celui qui commence à ranger tous ses accessoires, y compris son bloc de feuilles et son stylo, avant la fin de la réunion ? Il a probablement envie de partir.

Si vous avez été invité chez quelqu'un et que votre hôte commence à ranger le salon et à balayer alors que vous êtes toujours assis, cela signifie qu'il est probablement temps de partir… Cependant, il agit peut-être ainsi avec tout le monde, dans toutes les circonstances. Dans ce cas, son comportement de référence doit l'avoir défini.

De même, il est possible qu'il sorte régulièrement de son environnement personnel pour entrer dans l'environnement partagé. Dans ce cas, si votre ami quitte régulièrement la pièce pour aller chercher un objet, ou pour réaliser une action dans une autre pièce de la maison, il est peut-être aussi l'heure de rentrer chez vous.

Les modifications sont variables selon chacun, mais les émotions négatives nous poussent toujours à des actes différents des émotions positives.

Environnement, en résumé

Indicateur de confort

— Les déplacements de la personne sont souples dans les différents environnements. Pas de gestes trahissant l'inconfort ou le stress.

— Amélioration de l'apparence et de la qualité de l'environnement.
Plus agréable à vivre, plus coloré, espaces soignés, etc.

— Généralement ordonné (selon la logique de vie de la personne)

Indicateurs d'inconfort

— Modification de l'environnement intime : autocontacts, grattements, frottements, touchers, caresses, jeux avec un objet ou toute autre chose qui peut être prise sans faire d'effort. Cela peut aller jusqu'à casser cet objet.

— Déplacements inutiles (involontairement ou volontairement) : objets, poussière imaginaire, tirer sur ses vêtements, etc.

— Dégradations visibles, variables selon les environnements.

— Désordre apparent (selon la logique de vie de la personne).

Autres Indicateurs

— Création de territoire : modification d'environnement intime et personnel pour le rendre plus agréable à vivre. La personne organise son territoire sur le plan fonctionnel, en ajoutant une touche personnelle.

Exemple : personnalisation du poste de travail (environnement intime) et du local destiné à l'exécution du travail (environnement personnel).

— Défense de territoire : modification de l'environnement personnel ou partagé indiquant que la personne a envie de reprendre possession de son territoire.
Exemple : elle montre une envie d'être seule ou de partir.

Remarque : une simple fatigue peut être à l'origine d'un inconfort. La reprise du territoire procure un certain niveau de réconfort.

— Domination : appropriation d'une partie de l'espace (partagé ou public) par des manifestations comportementales affirmant sa présence.

Les gestes sont aussi plus larges et la personne peut être plus bruyante. Sa communication non verbale transmet un message de force.

ÉCOUTEZ, « C'EST LA VOIX QUI VOUS PARLE »

Citation de l'émission de TF1, « Secret Story »

L'émission télévisée « Secret Story », diffusée sur TF1, a la particularité d'utiliser une voix off pour communiquer des informations aux participants du jeu. Une grosse voix masculine retentit régulièrement dans la maison pour informer ou lancer des défis. La voix transmet des informations avec peu de chaleur. Cela rend la communication impersonnelle et froide. Les participants au jeu ressentent toujours une certaine appréhension quand la voix off s'exprime. Or, dans la vraie vie, la voix est un vecteur majeur de la communication.

À l'origine, notre culture était orale. Elle se transmettait de père en fils et de mère en fille, autour du foyer familial. Le feu de camp était l'endroit où les hommes se racontaient les histoires de chasse et parlaient des rivalités entre les clans. La politique et les religions de l'époque étaient orales, autant que l'ensemble des relations humaines. Depuis les premiers hommes, nous utilisons notre voix pour communiquer et transmettre tous les types de messages. Agréables et désagréables, fortement colorés de bonheur et de joie ou au contraire tristes et dépressifs, les messages sont destinés à transmettre des émotions aux autres. Il s'agit de les convaincre ou simplement de créer un lien amical. Parfois, nous ressentons le besoin de communiquer notre colère ou notre tristesse.

Nous utilisons les mots et le langage verbal, mais notre long passé de mammifère nous ramène constamment à nos racines. Nous ne pouvons pas ne pas utiliser notre voix. L'Homme parle beaucoup et il utilise sa voix comme vecteur pour transmettre les émotions, bien plus intensément que ne pourraient le faire les mots seuls. Le langage non verbal associé au verbal représente une part importante de notre communication. La voix transmet des informations sur l'état émotionnel.

Vous pouvez dire : « Je suis en colère ».

Si la façon de le dire est plate et sans intensité, comme le ferait un ordinateur qui lirait les mots un par un, sans ajouter les émotions propres à ce type d'affirmation, personne ne vous croira.

Si maintenant vous dites :

« **<u>Je</u>** suis en colère ! »

« Je suis en **<u>colère</u>** ! »

« **<u>Je</u>** suis en **<u>colère</u>** ! »

Vous exprimez exactement la même idée, mais de façon différente. Dans le premier exemple, vous insistez sur « je », ce qui permet de faire comprendre à votre interlocuteur que **<u>vous</u>** êtes en colère. Vous le ressentez au plus profond de vous-même. Dans le second cas, vous insistez sur « colère », cela afin de faire comprendre que vous êtes vraiment fâché. Le troisième exemple insiste à la fois sur « je » et sur « colère ». On sent ici une différence dans le ton, qui est d'ailleurs présenté à l'écrit par un point d'exclamation.

<u>La voix, une communication sur plusieurs canaux</u>

Le ton, la tonalité, la hauteur de la voix, le volume, le rythme, la vitesse du verbal avec ses accélérations et ses ralentissements, les pauses, les silences et tous les bruits inclus dans le discours font partie du message. Ils ne sont pas là par hasard. Quand vous communiquez avec votre interlocuteur, celui-ci émet de nombreux signaux sur un canal parallèle au langage verbal. Ce canal est complet et complexe.

Si l'on représentait le langage verbal par une route, l'axe parallèle que constitue la voix serait symbolisé par une autoroute à 4 voies.

Selon les études menées sur l'importance du comportement par rapport aux mots, la voix représenterait approximativement 40% du message, contre environ 10% pour le verbal ! Les gestes et la voix ont la parole !

Dans notre culture actuelle, nous attachons énormément d'importance aux mots, et malheureusement peu à la façon de le dire. Nous avons appris à l'école qu'il est important de construire de jolies phrases. Nos professeurs nous ont incités à utiliser les mots corrects les plus adaptés aux situations, afin de transmettre au mieux nos messages.

Tout au long de notre éducation, nous avons été poussés à développer nos capacités verbales. Le culte de la langue verbale a occulté l'importance du non verbal. En privilégiant le contenu au détriment de la forme, l'enseignement traditionnel a oublié de nous apprendre à transmettre nos émotions.

« Nous savons le faire », « C'est instinctif », « C'est comme les gestes, on n'a pas besoin de les apprendre », voici quelques-unes des remarques que j'entends, souvent de la part de personnes qui suivent une formation pour améliorer leurs compétences commerciales ou au téléphone. Bien sûr que nous avons tous appris à utiliser notre voix pour améliorer la transmission de nos messages. Comme les gestes et leur décodage, nous avons appris cela dès notre plus jeune âge. Nos diverses expériences en relations humaines nous ont appris qu'il est important d'adapter le ton, volume, rythme... en fonction des personnes à qui l'on s'adresse et de la communication que l'on souhaite avoir avec elles. Notre apprentissage nous a permis d'être ce que nous sommes aujourd'hui.

Mais nous ne maîtrisons qu'une partie de la communication, car notre expérience ne nous a pas tout appris.

Encore plus au téléphone qu'en face à face, le langage non verbal associé au verbal a une importance considérable. Les émotions passent bien plus par ce vecteur que par les mots.

Les émotions dans la voix

Question : « On va au cinéma ? »

Réponse : « Ah, oui »

Traduction 1 : « Ah, zut, je vais encore perdre ma soirée avec cet idiot dans un cinéma alors que je pourrais être avec mes copines devant une bonne série télé pour les filles. »

Traduction 2 : « OUIIIIIIIIIIIIIIIIIIIIIIIIIIIIIIIIIIIIIIIIIIIIII ! Cela fait tellement longtemps que j'attends qu'il me propose d'aller au cinéma. J'adore le cinéma, mais on va toujours au foot ou voir ses copains. Chouette ! »

En communication, la forme est bien souvent plus importante que le fond. La façon de dire les choses permet de transmettre des émotions aux autres, bien plus intensément que le langage verbal.

La façon de le dire

Écouter votre interlocuteur, c'est savoir décrypter ce qu'il dit et ce qu'il n'a pas envie de dire, mais qu'il exprime quand même. Cela est perceptible au niveau de la voix.

Ce qu'il dit peut être le fruit d'une profonde réflexion ou simplement une réponse appropriée à une situation donnée. Dans les deux cas, votre interlocuteur transmet un message relativement réfléchi créé par le néocortex.

Un réflexe, autrement dit une réaction limbique, est aussi perceptible dans le non verbal de la voix. La voix transmet le stress et les tensions, c'est-à-dire des signes d'émotions négatives. La voix ne transmet pas de signes de mensonge. (Goulard, 2013)

Par exemple, vous pourrez remarquer une diminution du volume lorsque votre interlocuteur aborde un point spécifique dans la conversation. Il est possible qu'à ce même moment le débit de parole change. Il accélère ou il ralentit; des hésitations apparaissent; il produit un bruit, comme un grognement ou il s'éclaircit la gorge.

Ce sont quelques indicateurs non verbaux intéressants à relier avec le verbal. Lorsque vous entendez ces signaux d'inconfort dans la voix de votre interlocuteur, il est important de les relier avec son comportement de référence. Si vous décelez des décalages par rapport à celui-ci, il vous faudra pousser les investigations un peu plus loin sur les éléments qui vous ont semblé être problématiques.

Si votre écoute est attentive et rigoureuse, vous percevrez les signaux non verbaux de la voix comme des gyrophares posés le long d'une route. Votre interlocuteur aura beau vous dire tout ce qu'il a envie de dire, cela ne vous empêchera pas de voir si cela le dérange ou au contraire lui fait plaisir.

À VOUS DE JOUER

Un mot, 7 émotions.

Le même mot peut avoir des significations radicalement différentes en fonction du non verbal vocal qui l'accompagne. Par exemple : « Aaah ».

Ce petit mot insignifiant peut vous fournir beaucoup d'indications sur les émotions de l'autre. Même sans voir l'interlocuteur, nous pouvons ressentir les émotions qu'il n'a peut-être pas envie d'exprimer. Notre expérience nous a appris à reconnaître ces variations. Les voici, en relation avec les émotions primaires universelles.

Lisez une première fois la définition. Ensuite, reproduisez le son à voix haute en appliquant des variations dans les intonations. Cela vous permettra d'apprendre à reconnaître l'expression de chaque émotion selon des intensités variables.

LA JOIE : « Aaah » est exprimé avec un sourire, ce qui allonge le son final et rend le son doux. Cela nous indique qu'il est content. Il ressent des émotions positives.

Les émotions positives nous poussent à produire des gestes qui défient la gravité. Cela s'entend dans les sons que nous produisons.

LA TRISTESSE : « Aaah » le premier A est plus fort que les suivants. La tonalité est placée sur le premier A et l'intensité diminue en arrivant vers la fin. La tristesse a tendance à nous abattre, cela se ressent dans le changement d'intonation.

LA COLÈRE : « Aaah » ressemble à un grognement de chien. Il est long et proche d'un râle mélangeant les sons A et R. On peut ressentir une tension dans la dureté du son produit.

LE DÉGOÛT : « Aaah ». L'intonation est placée sur le premier A, qui est fortement allongé. Il est suivi d'une fluctuation vers le bas. Le H peut être plus ou moins présent.

LE MÉPRIS : « Aaah » peut être court, souvent suivi d'une brève expiration. Le « Aaah » peut aussi se transformer en « Aaahaaa »

LA PEUR : « Aaah » est généralement plus aigu que pour les autres émotions. Il peut être nettement allongé, en fonction de l'intensité de l'émotion ressentie.

LA SURPRISE : « Aaah » est aspiré. Nous entendons A en priorité, et se termine par l'aspiration du H. La surprise nous pousse vers l'arrière, le son qui sort de notre bouche a un sens inversé par rapport aux autres émotions.

Les variations de volume

En situation d'inconfort, le volume a tendance à baisser, la hauteur de la voix peut être plus aiguë que la normale. La tonalité change sous l'effet du stress ou de l'anxiété. Un ton anormalement haut, qui apparaît au moment où votre interlocuteur répond à une question, peut être en relation avec un stress ressenti.

Exemple : « As-tu envoyé le courrier ? »

Réponse : « oui, oui », sur un ton anormalement haut et une voix anormalement aiguë.

La réponse a été apportée par le cerveau pensant. Elle était néanmoins teintée d'un stress produit par le système limbique. Au même moment, dans le cerveau de votre interlocuteur : « Zut, j'avais oublié ce courrier. Je vais vite le préparer et l'envoyer ».

L'analyse du non verbal de la voix vous a renseigné sur l'émotion négative ressentie par votre interlocuteur. Dans le cas présent, la peur est à l'origine de cet inconfort perçu dans la voix.

Ralentissements et excès de vitesse

La vitesse varie aussi, à la hausse ou à la baisse. Si les informations sont claires dans son esprit et qu'il dit la vérité, la conversation se déroule tranquillement. La vitesse de parole et le rythme restent constants. La production verbale se fait à l'aide d'éléments se trouvant dans la mémoire. Ils s'enchaînent les uns aux autres naturellement.

Si vous constatez un ralentissement du débit de parole, avec ou sans la présence d'hésitations, il est possible que votre interlocuteur ait besoin de temps pour traiter les informations et construire une phrase correctement structurée. Le néocortex a parfois besoin de temps pour traiter des informations complexes, surtout si celles-ci sont nombreuses et s'il y a des risques pour l'individu.

Les hésitations et le ralentissement du débit vous indiquent qu'il n'est pas à l'aise sur le sujet. Il ne s'agit pas forcément de mensonge, mais d'un inconfort ressenti.

Parfois, le débit peut être anormalement élevé. Vous avez posé une question et la personne en face de vous répond instantanément, en moins d’une seconde. Sa vitesse de parole est plus rapide que celle définie dans le comportement de référence. Il est même possible qu'elle ne vous laisse pas terminer votre question, elle a déjà commencé à répondre. Si j'étais à votre place, je vérifierais les éléments qu'elle vient d'amener. Il peut s'agir d'une marque d'anxiété, elle s'est laissée emporter par les émotions. Ou peut-être d'un mensonge préparé à l’avance et répété. Votre interlocuteur est content de le dire. Soyez prudents !

Si votre interlocuteur dit la vérité, son discours verbal est probablement synchronisé avec l'ensemble de sa communication non verbale. Détecter les mensonges consiste bien souvent à repérer les incohérences entre ce que la personne dit et ce que son corps exprime. Rien qu'en analysant le non verbal associé au verbal, il est possible de repérer de nombreuses tentatives de tromperie. Quand en plus on associe l'ensemble de la gestuelle vue précédemment, on arrive rapidement à une méthode complexe, mais complète pour s'assurer que notre interlocuteur ne cherche pas à nous tromper.

Besoin d'air

Lorsque le système nerveux sympathique est sollicité, de nombreux organes s'emballent sous l'effet de l'adrénaline. La respiration s'accélère et cela est souvent visible.

Le stress provoque une accélération de la respiration.

Votre interlocuteur peut s'en rendre compte et vouloir se contrôler. **Les tentatives d'autocontrôle sont aussi très visibles.**

Une respiration longue et anormalement lente vous indique qu'il est dans cette démarche d'autocontrôle. Si le système parasympathique a déjà réagi, il est même probable que des rougeurs soient déjà visibles sur ses joues et sur ses lobes d'oreilles.

La voix de la persuasion et de la domination

Le dominant utilise aussi largement la voix pour faire valoir sa supériorité. En plus des gestes larges, il utilise généralement une voix forte au volume élevé.

Un ton bas permet généralement de mieux convaincre l'auditoire. Les bons commerciaux baissent le ton de leur voix et adaptent le rythme de présentation des arguments, en incluant des pauses et des silences, de façon à améliorer la réceptivité de leur message. Les bons menteurs aussi !

Les bruits de gorge sont utilisés par certains pour renforcer leur domination.

Avant de prendre la parole, ou au cours d'une conversation, au moment où la personne a envie de se mettre en avant, elle produit des bruits sourds avec sa gorge. Ces sons ont un volume supérieur aux bruits produits par la conversation. Le niveau sonore est plus haut de quelques décibels, voire carrément plus élevé. La personne renforce sa posture et sa présence. S'éclaircir la gorge avant de parler ou produire un grognement sourd, c'est adopter le comportement du dominant qui va s'adresser aux dominés. Cela permet de **renforcer sa crédibilité.**

Souvent aussi, un argumentaire pourra être appuyé par un son physique produit par une main qui frappe la table, au moment précis où un argument est amené. Cette fois, il s'agit d'un geste en relation avec le verbal, réalisé dans le but de convaincre. Il vient ajouter de l'intensité au message vocal.

Chez les primates, comme chez les militaires ou dans nos entreprises cotées en Bourse, les dominants affirment leur supériorité par leur comportement et les sons qu'ils produisent.

À VOUS DE JOUER

Cet exercice est à réaliser la prochaine fois que vous recevrez la visite d'un vendeur ou de toute autre personne étant dans une démarche de négocier.

Vous allez focaliser votre attention essentiellement sur le non verbal associé au verbal.

Votre objectif est de repérer les changements non verbaux de la voix et les bruits associés.

Étape 1 : Établir le comportement de référence sur le plan vocal.

Quelles sont ses habitudes de communication au niveau vocal ? Produit-il des bruits tels que des grognements, bruits de la gorge, claquements de la langue... ?

Étape 2 : Rechercher les variations

Au cours de la conversation, votre interlocuteur ressent des inconforts. Ceux-ci sont perceptibles dans la voix. Voici quelques questions que vous pouvez garder à l'esprit :

– À quels moments apparaissent les variations de vitesse et de rythme ?

– S'agit-il d'accélérations ou de ralentissements ?

– Les accélérations : apparaissent-elles pendant une argumentation ? Pendant une réponse à une question ?

– Les ralentissements : sont-ils accompagnés d'hésitations ?

Sont-ils en relation avec un sujet peu connu, ou au contraire un sujet connu, mais pour lequel la réponse semble mal préparée ? (un mensonge ?)

– Quand marque-t-il des pauses ? Insère-t-il des silences ?

– Remarquez-vous des variations dans la tonalité ?

– Y a-t-il des variations de volume ? Quand ?

– Comment évolue sa respiration ? Est-ce en relation avec le discours ou au moment de répondre à une question ?

– Remarquez-vous des bruits particuliers ? Quels bruits ? Quand arrivent-ils ? À quelle(s) occasion(s) ?

Étape 3 : Votre avis : autodébriefing

– Aviez-vous déjà analysé votre interlocuteur tel que vous venez de le faire ?

– Qu'est-ce que cette analyse vous a appris de plus sur lui ?

– Quels sont les points clés sur lesquels vous allez accentuer votre analyse la prochaine fois que vous le rencontrerez ?

La voix, en résumé

Indicateur de confort

— Voix : volume élevé, vitesse rapide, voix basse.

— Respiration : calme et non contrôlée.

Indicateurs d'inconfort

— Voix : variation de volume, hauteur, ton, vitesse, rythme.

— Bruits : vocaux ou physiques.

— Respiration : rapide, sous contrôle ou anormalement lente.

VOS NOTES

VOS NOTES

ET SI LES MOTS POUVAIENT NOUS EN DIRE ENCORE PLUS ?

« Les plus beaux mots du monde ne sont que des sons inutiles si vous ne pouvez pas les comprendre. »
Anatole France

La place du langage verbal

La communication écrite occupe une place fondamentale dans notre civilisation. De nos jours, nous communiquons de plus en plus par écrit grâce aux nouvelles technologies. Nous sommes connectés en permanence aux autres par Internet. Nous communiquons par e-mail, via les réseaux sociaux, ou de façon très rapide sous la forme de messages instantanés. Les SMS, Chat et autres interfaces de communication rapides sont principalement basés sur de la communication écrite et visuelle. Les images, photos, bandes dessinées, infographiques et vidéos qui font la gloire des spécialistes du marketing viral sont autant de moyens pour communiquer visuellement et graphiquement.

La langue écrite est apparue avec les premières représentations de chasse peintes sur les murs des cavernes, ainsi que les pétroglyphes gravés dans la roche, dont certains archéologues estiment que les plus anciens remonteraient à 10.000 ans. L'écriture est apparue il y a plus de 5.000 ans avec l'émergence de la civilisation sumérienne. Celle-ci est à mettre en relation avec l'apparition d'une société complexe, structurée et organisée.

Le langage verbal respecte une structure établie et connue de l'ensemble des personnes qui parlent la langue. Avec l'aide des mots et des verbes, la syntaxe permet d'organiser les éléments dans la phrase, de donner un sens aux idées et de les nuancer. La langue parlée et écrite respecte un ordre logique. Cependant, la langue orale autorise des formes et des structures moins strictes que la langue écrite. On ne parle pas comme on écrit. On entend tout de suite quand quelqu'un a préparé un discours à l'écrit et qu'il le lit pour la première fois devant un public ou une caméra. Non seulement les intonations ne semblent pas naturelles, mais en plus, les mots semblent sonner faux. Écrire un discours est un exercice compliqué. Celui-ci doit être répété et adapté pour sonner à l'oreille le plus naturel possible.

Dans les relations amicales, les échanges sont naturels

et spontanés. Dans le milieu professionnel ou dans une relation d'influence, si le prédateur cherche à convaincre sa proie, la sincérité laisse place à la stratégie. Toute stratégie de communication et d'influence inclut une partie d'écoute, de réflexion et de préparation. La répétition d'arguments clés permettant d'influencer l'autre est aussi de mise. Ces stratégies de communication existent aussi bien sur le plan professionnel que personnel. Des manipulateurs nés n'hésitent pas à utiliser ces techniques sur leur entourage.

La communication est un échange complexe d'informations entre deux ou plusieurs personnes. Les informations verbales s'intéressent essentiellement au fond du message. Les mots servent aussi à transmettre des émotions. Mais cela est plutôt réservé au non verbal qui est bien plus performant dans cet exercice. La communication verbale ne représente qu'un dixième des échanges. Cela est bien peu, quand on sait l'importance que nous accordons aux mots. Pour de nombreuses personnes, communiquer signifie parler pour transmettre des messages, souvent en vue de convaincre les autres d'accepter leurs idées. La plupart oublient une phase essentielle dans toute relation : l'écoute.

Savoir écouter

Écouter votre interlocuteur sur le plan verbal, c'est être capable de collecter les informations qu'il apporte spontanément et aussi de formuler les bonnes questions pour obtenir des informations pertinentes sur le sujet qui vous intéresse. L'écoute fonctionne comme un système de gestion de l'information.

Les premières informations sont amenées spontanément par l'interlocuteur. Il vous suffit de l’écouter pour les collecter. Ce sont les informations qu’il a envie de dire.

Ensuite, je vous conseille d’utiliser une stratégie d'écoute incluant un système de questionnement et de relances autour de 7 questions clés que nous allons détailler.

Ces informations sont stockées dans votre cerveau. Vous les rangez dans les bonnes cases, comme le ferait un ordinateur qui enregistre les informations dans des dossiers. Plus vous posez des questions et plus vous obtiendrez des informations sur le sujet qui vous intéresse. Vous améliorerez ainsi considérablement vos connaissances de ce sujet.

L'écoute vous permettra de rendre votre communication plus aisée et plus efficace.

Sans le vouloir, votre interlocuteur vous apportera toutes les informations nécessaires pour optimiser votre communication. Dans certains cas, il ne vous restera plus qu'à lui dire ce qu'il a envie d'entendre.

Poser des questions

Pour écouter, il faut poser les bonnes questions. Bien entendu, il pourra vous dire tout ce qu'il voudra, y compris les pires mensonges. S'il ne sait pas que vous êtes capable d'analyser sa communication et de mettre ses mots en relation avec la dimension non verbale, il ne se méfiera pas.

Gardez toujours à l'esprit que pour récolter des informations, il faut le faire parler. Les questions ouvertes sont toujours beaucoup plus efficaces que les questions fermées. Attention à ne pas être trop inquisiteur !

Il faut lui laisser le temps de « souffler », c'est-à-dire ne pas lui mettre trop de pression sinon il risque de se méfier. Dans ce cas, les réponses ne seraient plus aussi pertinentes.

LES 7 QUESTIONS OUVERTES (Q.Q.O.Q.C.P.C. ?)

Ces 7 questions ouvertes vous permettront d'être toujours capable de rebondir vis-à-vis de votre interlocuteur, et d'affiner les informations que vous pourrez récolter.

– **Q**ui ? (Pour qui… ? – A qui… ? – De qui… ?)

– **Q**uoi ? (Pour quoi… ? – A quoi… ? De quoi… ? Qu'est-ce que… ?)

– **O**ù ? (Pour où… ? – D'où… ?)

– **Q**uand ? (Pour quand… ? – À quand… ? – De quand… ?)

– **C**omment ?

– **P**ourquoi ?

– **C**ombien ?

Vous pouvez mélanger les questions ouvertes avec des questions fermées. Les questions ouvertes permettent d'obtenir des réponses larges. Au contraire, les questions fermées servent à valider un point en particulier. Elles donnent généralement lieu à une réponse courte de type « oui », « non », ou une réponse précise.

Les questions, qu'elles soient ouvertes ou fermées, peuvent être neutres ou influencées. Elles sont neutres si l'interlocuteur peut répondre librement sans que votre question influence sa réponse. Elles sont influencées s'il est tenté de répondre dans le sens de la question.

Pour que l'écoute soit efficace, je vous invite à inclure des questions de validation après une période de réponses ouvertes.

Vous pouvez aussi **ajouter une reformulation de ses propos**. Cela montrera à votre interlocuteur que vous êtes avec lui dans la communication, et que vous faites de votre mieux pour comprendre ce qu'il dit. La reformulation le rassurera et permettra aussi de valider les informations contenues dans son message.

Pour valider une information, vous pouvez simplement lui poser une question fermée à laquelle il répondra par « Oui » ou par « Non ». Ou aussi résumer ses propos de la façon suivante : « Vous m'avez bien dit que... et que..., c'est bien cela ? ». Ce type de question facilite les échanges tout en garantissant que vous avez bien compris ce qu'il souhaite vous dire. Cela ne signifie pas qu'il a dit la vérité.

Tout le monde fait des erreurs

Nous disons des choses parfois sans rapport avec ce que nous pensons. Lorsque nous sommes en interaction avec d'autres personnes, les idées s'enchaînent, les mots suivent d'autres mots, les phrases se succèdent et tout va très vite. Quand un stress apparaît à la suite d'une émotion ressentie et d'une perte de confort, il est très simple de trébucher verbalement. C'est alors qu'apparaissent des incohérences dans le discours, des petites erreurs et d'autres éléments nous conduisant à penser que notre interlocuteur ne nous dit pas tout. Sa pensée peut être en désaccord avec ce qu'il dit. Il est possible qu'il n'exprime qu'une partie de ce qu'il pense. Petites erreurs ou gros mensonges font partie de la communication humaine.

Même s'il dit exactement ce qu'il pense, les éléments verbaux que vous captez peuvent vous servir à optimiser votre façon de communiquer. Dans tous les cas, vous avez intérêt à être extrêmement vigilant à l'ensemble des éléments de sa communication.

Je suis très attentif à la cohérence. J'ai pu remarquer au cours de mon expérience professionnelle que des personnes considérées comme très sérieuses et très rigoureuses peuvent parfois manquer totalement de cohérence. C'est en écoutant des enregistrements de réunions que je me suis aperçu que nous sommes tous, à un moment ou un autre, victime des raccourcis et des interprétations de notre cerveau. À certains moments, quand les interactions entre les individus deviennent complexes, quand il y a des tensions liées à une situation difficile, ou simplement quand nous sommes un peu fatigués, nous avons tendance à manquer de cohérence. Quand je passe deux ou trois jours dans une entreprise pour une formation ou pour du conseil, je rencontre des collaborateurs à différents niveaux hiérarchiques. Qu'ils travaillent sur le terrain ou fassent partie de l'encadrement, c'est très souvent l'occasion de relever des incohérences verbales à faire pâlir plus d'un chef d'entreprise. Et contrairement à ce que certains pourraient croire, c'est souvent dans le top management que l'on retrouve les plus belles incohérences. Voilà un nouveau mythe qui s'écroule !

Les problèmes de cohérence ne sont pas liés à l'intelligence ou au statut hiérarchique.

À certains moments, tellement d'informations sont à gérer dans la relation que **notre cerveau a besoin de faire des raccourcis pour simplifier leur gestion**.

Plus une réunion est longue et compliquée, plus les relations sont tendues et plus les incohérences ont tendance à augmenter. La fatigue aidant, on arrive à recueillir quelques perles. Ainsi, j'ai pris l'habitude d'introduire les problèmes de cohérence à l'aide d'un test tel que celui-ci.

Même si les exemples sont hors du contexte de notre vie quotidienne, ils sont relativement proches des absurdités que j'ai pu relever. Tendez bien les oreilles, vous pourriez avoir des surprises !

À VOUS DE JOUER

Ces 3 propositions pourraient faire partie d'un discours ou d'une conversation. Elles n'ont aucun lien ensemble. Que pensez-vous de ces phrases ?

1. Le scribe romain écrivit en majuscule sur son cahier :

« Les gladiateurs, fiers de leurs performances, saluaient la foule du haut de leurs chars, tirés par les chevaux. Ils roulaient doucement en faisant des huit dans l'arène. »

2. Assis au comptoir, le facteur raconta qu'il a aperçu une soucoupe volante. Elle était brillante et silencieuse. Tout à coup, elle accéléra subitement jusqu'à disparaître à l'horizon.

3. Le vieux philosophe termine son récit en indiquant la date du jour, en bas à droite de la page à côté de son nom: 324 av. J.-C.

Les réponses se trouvent à la page suivante.
Ne trichez pas !

Pour jouer avec vos amis

Lisez-leur l'énoncé et ensuite les 3 phrases. Vous verrez que peu de personnes remarquent les incohérences quand il s'agit d'informations orales. Elles sont plus perceptibles à l'écrit.

RÉPONSES

Phrase 1 : 2 incohérences

– Les cahiers modernes n'existaient pas à l'époque des Romains.

– Un char romain ne pouvait pas tourner en rond dans l'arène en décrivant des 8, au sens où nous l'entendons au XXIe siècle. Le chiffre 8 est d'origine arabe. Le scribe romain aurait écrit huit de façon latine : VIII

Phrase 2 : aucune incohérence, il s'agit d'une simple description d'un OVNI

Phrase 3 : 1 incohérence

– Le philosophe ne peut pas indiquer la date du jour en faisant référence à un élément futur dans le temps.

Oups ! Un lapsus !

Les lapsus verbaux consistent à dire un mot pour un autre. Selon Freud, ils exprimeraient une information cachée ou refoulée. Ils apparaissent soudainement au cours d'une interaction ou lorsque la personne parle seule, par exemple pendant un discours ou un monologue devant une assemblée. Certains lapsus sont croustillants. Faites une recherche sur les sites de vidéos en ligne, vous devriez y trouver quelques perles citées par des personnalités et des hommes politiques.

Arrêt sur image

Il peut aussi apparaître des hésitations, des bégaiements, des pauses involontaires et même des blocages. Dans ce dernier cas, la personne n'arrive pas à exprimer sa pensée. Elle ne trouve pas les mots et il est possible que l'ensemble de son corps soit figé.

Le cerveau est tellement occupé à traiter les informations qu'il oublie complètement de gérer le reste de sa communication non verbale.

Les pauses et les blocages peuvent être longs. Leur fréquence varie en fonction de la personne et de la difficulté de la situation. Les hésitations et les bégaiements sont autant d'indicateurs d'inconfort. Généralement, d'autres indicateurs comportementaux sont présents simultanément. Les autocontacts, les gestes freinés, et les autres attitudes trahissant une perte de confort, vont généralement de pair.

On comprend que la communication verbale doit être synchronisée avec le reste du corps. S'il apparaît un décalage entre ce qui est dit et ce qui est exprimé non verbalement, alors il est possible que le cerveau de votre interlocuteur l'ait trahit. Il dit quelque chose, son corps exprime autre chose. En clair, il y a peut-être une tentative de tromperie. Si vous pensez qu'un mensonge est en cours, il vous faut redoubler de prudence et toujours comparer ce que vous voyez avec le comportement de référence. N'allez pas trop vite dans les conclusions, mais néanmoins il faut vous concentrer sur l'écoute à 360° afin de déterminer ce qu'il essaye de vous cacher.

Les changements de style

Puisque l'on parle de comportement de référence, vous avez pu déterminer si votre interlocuteur utilise un style verbal direct ou plutôt indirect, simple ou complexe. Vous connaissez la base de référence. Vous savez comment il s'exprime en situation de confort. Dès lors, il ne reste plus qu'à rechercher les changements de style. S'il est habituellement simple et direct, posez-vous des questions si vous remarquez qu'il devient subitement complexe ou brouillon, ou s'il utilise des phrases indirectes. Le manque de clarté soudain est un indicateur intéressant.

Il est possible qu'il utilise des phrases commençant par « Je », « Nous » ou « On ». Quand vous lui parlez d'un problème, il change de style et fait référence aux autres par « Ils » ou « Eux ».

L'apparition de qualificatifs ou d'atténuations comme : environ, la plupart, d'ordinaire... et leur démultiplication sont aussi des indicateurs que votre interlocuteur ressent une perte de confort.

Par contre, si le comportement de référence a déterminé que son style de communication habituel est complexe et souvent indirect, ce sera intéressant de noter à quel moment les réponses particulièrement claires, précises, et peut-être courtes apparaissent. Une réponse courte, directe et précise peut être une réponse préparée et apprise par cœur dans le but d'être répétée, notamment dans le cadre d'une argumentation ou d'une relation d'influence.

Les répétitions dans la réponse sont aussi une indication.

Question : « Est-ce que c'est toi qui as léché la crème chantilly sur le gâteau ? »

Réponse : « Non, je n'ai pas léché la crème chantilly »

Pourquoi l'interlocuteur a-t-il besoin d'insister sur le fait qu'il n'a pas léché la crème chantilly ? Il aurait pu simplement dire « Non ».

Les commerciaux qui ont envie de convaincre leurs clients ont souvent tendance à insister en répétant les mêmes arguments, en insistant sur les mêmes mots. Méfiez-vous des répétitions !

S'il a dit « Non » et a fait « Oui » de la tête, et qu'en même temps il s'enfonce dans son fauteuil, il a un mouvement soudain d'une épaule, ses jambes prennent une position limbique de sécurité et ses pieds se dirigent vers la porte, il y a de fortes chances pour que vous ayez trouvé le responsable de la disparition de la crème chantilly...

Les variations verbales sont des indicateurs qui doivent vous alerter.

Encore une fois, il ne s'agit pas d'indicateurs de mensonge. Ils indiquent qu'il se passe quelque chose dans la tête de votre interlocuteur au moment précis où ils se produisent. Il faut faire des recoupements et ne pas tirer de conclusions hâtives. Par contre, une fois toutes ces indications verbales et non verbales combinées, vous disposez d'une grille de lecture qui vous permet de prendre un avantage considérable dans la communication !

Le langage verbal, en résumé

Écouter : stratégie de questionnement et de collecte d'information.

— Questionnement : utiliser des questions ouvertes suivies de questions fermées; toujours valider les réponses; reformuler pour améliorer la compréhension et la relation.

— Les erreurs : incohérences verbales, interprétations, lapsus, blocages, hésitations, bégaiements, erreurs de mémoire, désynchronisations avec le non verbal.

— Les styles verbaux : style direct et indirect; simple ou complexe; brouillon ou très clair; les réponses trop parfaites ou trop complètes; style de vocabulaire.

Indicateur de confort

— Style simple ou complexe; maîtrisé et constant; fluidité du discours; type de vocabulaire constant.

— Synchronisation des éléments verbaux avec le non verbal.

— Cohérence verbale.

Indicateurs d'inconfort

— Lapsus verbal, changement dans le style, apparition d'erreurs et d'incohérences.

— Désynchronisations et décalages.

À VOUS DE JOUER

Vous disposez maintenant de l'ensemble des clés pour réaliser une observation non verbale efficace.

Prenez le temps de réaliser chaque étape de cet exercice pratique, sans vous précipiter. Plus votre écoute et votre observation seront fines, plus votre communication sera efficace.

<u>Étape 1</u> : Le comportement de référence

Avant toute analyse du comportement d'un individu, il faut prendre le temps d'observer ses habitudes de communication. Cela consiste à observer ses **GESTES**, à relever son **STYLE VERBAL** et les **PARAMÈTRES DE LA VOIX**.

Le comportement de référence ne sera valable que si les habitudes de communication ont été observées lorsque la personne était dans une situation de confort.

N'OUBLIEZ PAS L'ENVIRONNEMENT. Comment évolue-t-il par rapport au lieu et aux objets qui l'entourent ?

LE CONTEXTE DE LA RELATION doit aussi être pris en compte. Il vous faut déterminer son état d'esprit. Cela permettra d'identifier les prochaines tentatives d'influence.

Chaque personne agit selon sa réalité et par rapport à ses envies ou à ses besoins. Ce qui peut ne pas vous paraître cohérent peut cependant être parfaitement en accord avec ce qu'elle pense, au moment de la relation. Dans ce cas, la personne est tout à fait cohérente par rapport à elle-même, dans son contexte.

Quelques minutes suffisent pour connaître le comportement de référence. Mais pas de précipitation !

Étape 2 : les faisceaux d'indices

Une seule variation comportementale ou verbale n'est pas suffisante. Comme dans les enquêtes policières, il faut réunir un faisceau d'indices.

Vous connaissez les indicateurs qui montrent qu'une personne passe d'un état de confort à un inconfort.

Il est nécessaire de repérer plusieurs signes d'inconfort groupés pour déterminer qu'une personne a quitté sa zone de confort.

Par exemple, les hésitations, les bégaiements, les autocontacts, les lèvres léchées ou mordues qui se produisent presque en même temps constituent un faisceau d'indices. La personne peut combiner des gestes de réconfort non verbaux seuls, ou groupés avec des modifications verbales et des variations de la voix. C'est important de pouvoir repérer un ensemble de variations comportementales. Une apparition isolée n'est jamais suffisante pour observer un glissement d'une situation de confort à une situation d'inconfort.

Aussi, n'oubliez pas que nous avons tendance à montrer que nous sommes à l'aise. Produire un sourire, c'est indiquer une émotion positive (la joie). Si vous apercevez à la fois une émotion positive et une émotion négative, il y a des chances pour que l'émotion négative soit vraie et que l'émotion positive soit simulée.

Vous devez déduire des informations à partir d'observations.

Pas l'inverse !

L'inverse consisterait à observer un geste et considérer celui-ci comme une information fiable. Toutes les autres observations viendraient conforter cette première constatation. Cela s'appelle de l'induction. C'est précisément ce qu'il faut éviter.

Je vous rappelle que toute analyse doit être réalisée avec prudence. Le risque d'erreur est important.

UN DERNIER PETIT MOT...

Vous disposez maintenant de nombreuses clés qui vous permettront de mieux comprendre ce qui se passe dans la tête de vos interlocuteurs. Celles-ci vous aideront à mieux communiquer dans toutes les situations.

Nos émotions sont bien souvent plus expressives que les mots. Elles sont aussi plus honnêtes. Bien que nous essayons souvent de les dissimuler, elles sont néanmoins visibles par les personnes entraînées à les repérer.

Après la lecture de ce livre, il y a de fortes chances pour que vous commenciez à voir des signaux comportementaux un peu partout chez les autres. Un inconnu que vous croisez dans la rue, une famille dans une file d'attente, votre meilleur ami, collègue ou conjoint deviennent malgré eux des sujets d'étude. En plus d'être intéressant, vous pourriez trouver cela amusant.

Je vous encourage vivement à profiter de cette flamme qui vous anime dans votre étude du comportement et qui vous a poussé à lire ce livre.

Plus vous pratiquerez, plus vous améliorerez vos compétences.

Il faut du temps pour apprendre. Même si vous avez l'impression d'avoir retenu les détails de ce livre en une seule lecture, je vous conseille de le relire régulièrement afin d'optimiser au mieux la mémorisation de chacun d'eux:

— Revenez sur les points que vous avez trouvés les plus difficiles.

— Relisez les petits détails que vous auriez zappés à la première lecture.

— Essayez de vous imprégner de chaque détail. Cela facilitera et accélérera l'analyse lorsque la situation se présentera.

— Accordez-vous du temps et ne cédez pas à la précipitation. Une analyse bâclée vous conduirait à des erreurs d'évaluation.

— Évitez la dispersion, surtout au début de votre apprentissage. Concentrez-vous sur certaines clés ou zones d'analyse. Vous ne pourrez pas tout voir tout de suite.

La mémoire a besoin de temps et de répétitions pour

consolider ses acquis. Il est nécessaire de relire régulièrement les mêmes informations pour permettre une fixation efficace des souvenirs.

Si cela est possible, aidez-vous de la vidéo. Vous pourrez ainsi revoir au ralenti certains moments de l'entretien. Vous pourriez être surpris par la quantité de variations comportementales que vous n'aviez pas vues pendant la réunion !

Ne jouez pas aux apprentis sorciers !

Vous ne pourrez jamais tout voir et tout décoder. Parfois, vos interlocuteurs vous enverront des signaux contradictoires que vous aurez du mal à interpréter.

Il est aussi possible que vous ne voyez absolument rien ! Certaines personnes n'expriment aucune émotion, même dans les pires moments de leur vie.

Avez-vous vraiment envie de savoir ce qu'ils pensent ou ressentent?

Décoder le non verbal et l'ensemble de la communication ouvre des portes très intéressantes, sauf une ! Une seule porte devrait parfois rester fermée : celle qui donne des indications sur vos proches. Certes, cela peut-être pratique à certains moments, notamment dans le cadre d'une relation d'aide. À d'autres moments, je pense qu'il est préférable de laisser cette porte fermée.

En partant du principe que vous avez envie de savoir, vous êtes-vous déjà demandé si vous avez envie de « tout savoir » ? Certaines attitudes pourraient vous décevoir. Ne serait-ce pas le début de la fin d'une belle relation...jusqu'à ce jour ?

D'autre part, chacun a le droit à l'erreur. Personne n'est irréprochable à chaque instant de sa vie. Le droit de penser est un droit fondamental essentiel à préserver.

Si vous respectez vos proches et vos amis, laissez-leur cette liberté de penser et de vivre pleinement leur vie. Ils pourraient ne pas supporter d'avoir un œil inquisiteur veillant sur eux en permanence.

J'ai écrit ce livre dans le but d'apporter à chacun des connaissances issues des dernières recherches dans le domaine dans sciences cognitives. Les conseils devraient vous permettre de vous aider à mieux communiquer avec les autres. Encore une fois, prenez le temps d'apprendre.

Je vous invite aussi à lire mon livre précédent: « Comment détecter les mensonges ».

Vous y découvrirez la méthode d'analyse comportementale la plus avancée à ce jour. À la fois rigoureuse et pragmatique, vous apprendrez comment analyser le comportement pour évaluer l'honnêteté de vos interlocuteurs.

Besoin d'une formation, d'un séminaire ou de conseils?

Contactez-moi directement, rendez-vous sur mon site :

www.ericgoulard.com

RÉFÉRENCES

LIVRES

— Bandler, Richard. *Un Cerveau Pour Changer. La Programmation Neuro-Linguistique.* Inter Editions. 2000. 229p

— Baxter, Craig James. *Unmasked: A Revealing Look at the Fascinating World of Body Language.* Createspace. 2013. 92p

— Beattie, Geoffrey. *Visible Thought. The New Psychology Of Body Language.* Routledge. 2003. 216p

— Darwin, Charles. *The Expression Of The Emotions In Man And Animals.* Penguin Classics. 1872. Reprint 2009. 400p

— Driver. Janine. *You Can't Lie To Me.* Harperone. 2012. 274p

— Ekman, Paul. *Emotions Revealed. Recognizing Faces And Feelings To Improve Communication And Emotional Life.* Times Books. 2003. 288p

— Ekman, Paul. *Je Sais Que Vous Mentez ! L'art De Détecter Ceux Qui Vous Trompent.* Michel Lafon. 2010. 349p

— Ekman, Paul. Friesen, Wallace. *Unmasking The Face. A Guide To Recognizing Emotions From Facial Expressions.* Malor Edition. 2003. 212p

— Fisher, Helen. *Why Him ? Why Her ? How To Find And Keep Lasting Love.* Henry Holt. 2010. 306p

— Givens, David. *Crime Signals: How To Spot A Criminal Before You Become A Victime.* Saint Martin's Griffin. 2009. 240p

— Givens, David. *Love Signals: A Practical Field Guide To The Body Language Of Courtship.* Saint Martin's Griffin. 2005. 230p

— Givens, David. *Your Body At Work: A Guide To Sight-Reading The Body Language Of Business, Bosses, And Boardrooms.* Saint Martin's Griffin. 2010. 256p

— Goleman, Daniel. *Social Intelligence : The New Science Of Human Relationships.* Bantam Books. 2007. 403p

— Goulard, Eric. *Comment Détecter Les Mensonges. Vos Emotions Vous Trahissent.* Leduc.S Editions. 2013. 256p

— Hall, Edward T. *The Hidden Dimension.* Bantam Doubleday. 1966. Reprint 1988. 217p

— Mastumoto, David. Frank, Mark G. Hwang, Hyi Sung. *Non Verbal Communication: Science And Application.* Sage Publication. 2012. 322p

— Mehrabian, Albert. *Silent Messages : Implicit Communication Of Emotions And Attitudes.* Wadsworth Publishing. 1972. 152p

— Mehrabian, Albert. *Non Verbal Communication.* Aldine Transaction. 2007. 235p

— Morris, Desmond. *Le Langage Des Gestes.* Marabout. 2011. 320p

— Morris, Desmond. *People Watching.* Vintage Books. 2002. 526p

— Morris, Desmond. *The Naked Ape: A Zoologist's Study Of The Human Animal.* 1967. Delta Reprint 1999. 256p

— Navarro, Joe. *Ces Gestes Qui Parlent A Votre Place.* Ixelles Ed. 2010. 284p

— Navarro, Joe. *Louder Than Words*. Harpercollins Publishers. 2010. 256p

— Vrij, Aldert. *Detecting Lies And Deceit: Pitfalls And Opportunities.* Wiley-Blackwell. Reprint 2008. 502p

— Walters, Stan. *Principles Of Kinesic Interview And Interrogation.* CRC Press. 2002. 384p.

— Watzlawick, Paul. *La Réalité De La Réalité — Confusion, Désinformation, Communication.* Ed. Seuil, 1984. 237p

VIDEOS

— *Are Humans Just Another Primate?* Robert Sapolsky. California Academy Of Sciences. Lecture. YouTube. 76 min. 2011

— *Introduction To Psychology — How Do We Communicate ? Language in the Brain, Mouth and the Hands.* Paul Bloom. Yale University. Lecture. 56min. USA. 2008

— *Human Behavioral Biology — Behavioral Evolution 1.* Robert Sapolsky. Standford University. Lecture. YouTube Channel. 97 min. USA. 2010

— *Human Behavioral Biology — Behavioral Evolution 2.* Robert Sapolsky. Standford University. Lecture. YouTube Channel. 97 min. USA. 2010

— *Human Behavioral Biology — Language.* Robert Sapolsky. Standford University. Lecture. YouTube Channel. 102 min. USA. 2010

— *Limbic System.* Robert Sapolsky. Stanford University. YouTube Channel. 88 min. USA. 2010.

— *Secrets Of Body Language.* The History Channel. 93 min. USA. 2008

— *The Ultimate Guide To Human Body.* Directed by Luck Campbell. Discovery Channel. 50min. USA. 2002

QUELQUES ARTICLES

— *Emotion, The substitutability of physical and social warmth in daily life.* Bargh, John A., & Shalev, Idit. Vol 12. 02/2012.

— FBI Law Enforcement Bulletin. *Detecting Deception.* Joe Navarro, John Schafer. 07/2001

— FBI Law Enforcement Bulletin. *Detecting Deception. Evaluating Truthfulness and Detecting Deception — New Tools to Aid Investigator.* David Matsumoto, Hyi Sung Hwang, Mark Frank, Lisa Skinner. 06/2011

— Humintell.Com (a). *Determining Mental State From Tone Of Voice.* 11/2010

— Humintell.Com (b). *Eyes Movement Mishaps.* 02/2012

— Humintell.Com (c). *Facial Expressions are Not Universal — The study and its flaws.* David Matsumoto. 09/2010

— LP Magazine. *Misconceptions about Eye Movements.* David E. Zulawski. Shane G. Sturman. 02/2012.

— News-Medical.net. *Language and the Human Brain.* 02/2012.

— Plos One. *The Eyes Don't Have It: Lie Detection and Neuro-Linguistic Programming.* 07/2013

— Princeton University. *Predicting short-term stock fluctuations by using processing fluency*. Adam L. Alter & Daniel M. Oppenheimer. 06/2006

— Psychology Today. *What The Feet And Legs Say About Us!* Joe Navarro. 05/2011.

— San Francisco State University. *The Origin Of Universal Human Emotions*. David Matsumoto. 2011

— Springer Science Business Media. *Evidence For Training The Ability To Read Microexpressions Of Emotion*. David Matsumoto et Hyi Sung Hwang. 2011

— Standfort University. *Detecting Deceptive Discussions In Conference Call*. Stanford GSB Research Paper No. 2060, Rock Center For Corporate Governance Working Paper No. 83. David F. Larcker, Anastasia A. Zakolyukina. 07/2010

— The PoliceChief. *Perspective on Neurolinguistic Programming (NLP)*. Gary Wilson. N°77. 12/2010

QUELQUES SITES INTERNET

— Université de McGill. Le cerveau à tous les niveaux. http://lecerveau.mcgill.ca

— David Givens.
The Nonverbal Dictionary of Gestures, Signs, and Body Language Cues. The Center for Nonverbal Studies. www.nonverbal-dictionary.org

— Joe Navarro.
www.psychologytoday.com/blog/spycatcher

— David Matsumoto
www.davidmatsumoto.com

— Craig James Baxter.
www.all-about-body-language.com

— Eric Goulard.
Site : www.ericgoulard.com
Blog : www.non-verbal.info
Livres : http://livres.ericgoulard.com

A PROPOS DE L'AUTEUR

Eric Goulard est consultant et formateur en communication, relation client et management.

Expert en communication comportementale, il est spécialisé dans la détection du mensonge et dans les techniques de persuasion.

Il est consultant pour des projets qui requièrent l'observation du comportement, l'analyse et la gestion des émotions (communication Non Verbale et Verbale).

Il est formateur en partenariat avec des centres de formation ou en direct.

Il propose aussi des coachings personnalisés en France et en Belgique, pour des professionnels (entreprises et professions libérales) et des particuliers.

Eric Goulard est le premier en France à être certifié master en reconnaissance des micro-expressions faciales et expressions subtiles (MiX Elite et SubX Elite).

http://www.ericgoulard.com

APPRENEZ À DÉTECTER LES MENSONGES

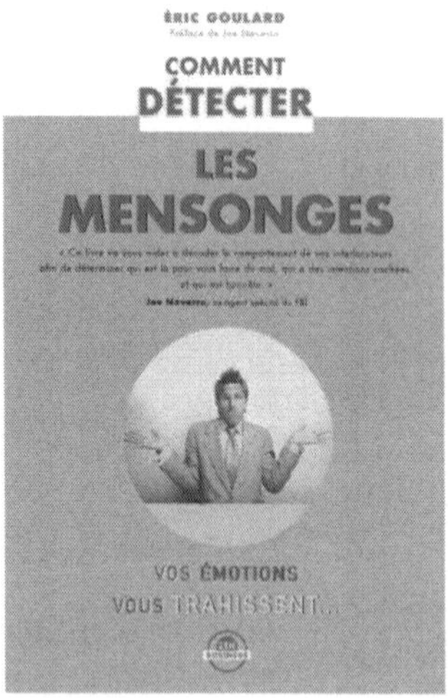

Disponible sur Amazon : livres.ericgoulard.com

Comment détecter les mensonges

« Ce livre va vous aider à décoder le comportement de vos interlocuteurs afin de déterminer qui est là pour vous faire du mal, qui a des intentions cachées, et qui est honnête. »

Joe Navarro, ex-agent spécial du FBI

2 LIVRES POUR APPRENDRE À MIEUX COMMUNIQUER ET CONVAINCRE LES AUTRES

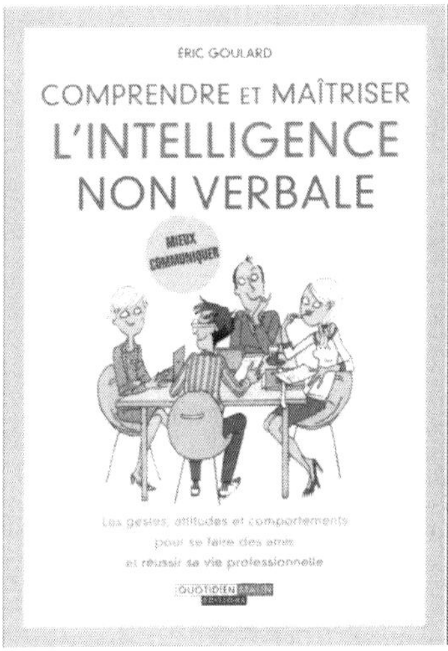

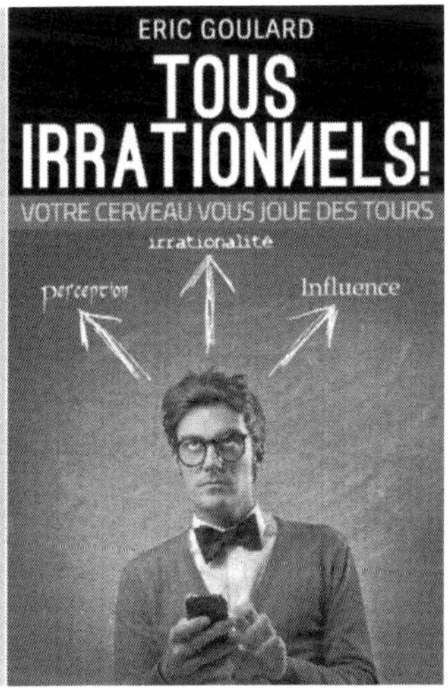

Disponibles sur Amazon : livres.ericgoulard.com

Comprendre et maîtriser l'intelligence non verbale

Maîtrisez la face cachée de la communication ! L'essentiel ne réside pas dans ce l'on dit, mais comment on le dit.

Tous irrationnels!

Découvrez comment notre cerveau nous pousse à faire des choix irrationnels tous les jours.
Vous apprendrez aussi à utiliser ses défauts pour persuader vos interlocuteurs et résister aux manipulateurs.

7404429R00114

Printed in Germany
by Amazon Distribution
GmbH, Leipzig